ホスピス──わが人生道場

栄光病院 名誉ホスピス長
下稲葉康之［著］

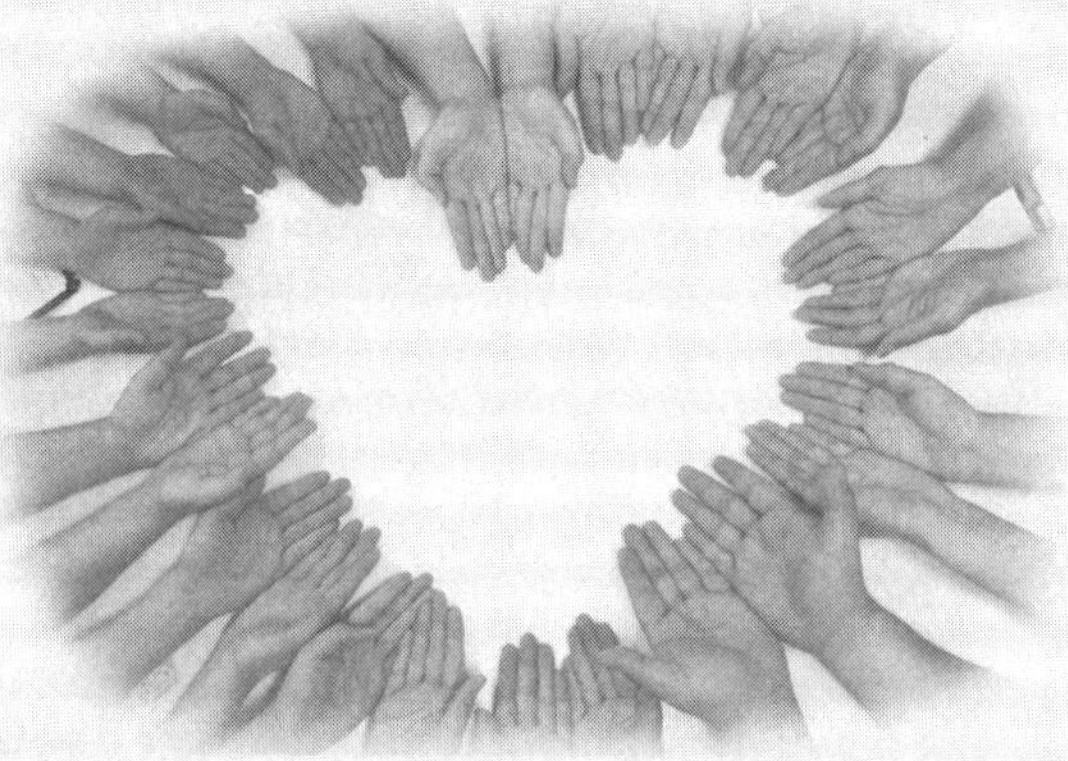

いのちのことば社

はじめに――「ホスピス　わが人生道場」――

社会医療法人栄光会の前身である「亀山病院」に赴任して以来、今日の「栄光病院」に至るまでの丸三十六年間、もっぱら末期がん患者さんたちと関わってきた。二〇〇七年に法人・理事長に就任してからも、週三回、ホスピス三病棟（七十一床）の回診や、外来での「ホスピス相談」に応じ、患者さんやご家族との関わりを続けている。

ホスピスケアを始めた当初、一九八〇年代は、ホスピスに関する知見がきわめて乏しい時代であり、すべてが初体験という不安を抱えつつも、「体とこころを診る」との使命を高く掲げて励んだ。

そして、ある日突然、「患者さんが人生の大先輩なんだ」と自覚することになった。深刻な衝撃であったし、私のホスピス医としての一つの大きな節目になる体験であった。

さらに、スタッフとして「お世話している」つもりだったが、私がホスピス医として燃え尽きもせず長年にわたって務めを続けられたのは、実は私自身が「世話され・癒されて」いるのだと気づいたからである。この「癒し癒される」関係があったのだとの気づきは、私個人だけでなく、スタッフにとっても、ケアのモチベーションに関わる大事な要素となり、結果的に法人の基本理念ともなった。

また、自分の死に向き合っておられる患者さんたちとの関わりは、まさに一世一代の「生死」を目の当たりにすることであり、その苦悩と限りない寄る辺なさの一端にあずかることであり、そして同時にスタッフとしての限界と無力さを痛感することともなった。

しかし、その現場に全く想定外の不思議が起こった。特に、神の働きを魂の琴線に受けた患者さんたちの変化は、まさに「この世離れした」奇跡としか思えないようなものだった。「ことばに尽くすことのできない、栄えに満ちた喜びにおどっています」（新約聖書・ペテロの手紙第一、一章八節）の聖句を、幾度思い起こしたことだろうか。聖書の神は、決して「聖書に閉じ込められている神」ではなく、「聖書から飛び出して、ホスピス病棟でも死に向き合っている患者さんに、今も働かれるいのちの神」であると実感してきた。

このように、目の前で展開される具体的な神の働きによって、私の信仰が正され、そして「聖書の神は今も生きておられ、どんなに寄る辺ない状況の患者さんであっても、その人に働くことがおできになる」と、私にも実証してくださった。私の信仰は、ホスピス患者さんに働かれる神の働きによって正され、育まれてきたように思う。

お世話するつもりでホスピスに関わり始めた私の三十六年間であったが、振り返ると、お世話されたのは実は私自身だったのだと、あらためて気づくことになった。

これまでに関わりを許された患者さんはすでに九千名を超える。私の年齢的な衰えも加わり、とてもすべてを正確に記憶にとどめることはできていないが、しかしながら、私が今なお心身ともに支えられて感謝と喜びをもってご奉仕できるのは、ひとえに「癒されている」からである、と心から感謝している。

以上のような経緯もあり、本書『ホスピス――わが人生道場――』は、患者さんがご自分の生死をもって具体的に私を育んでくださったことを感謝しての出版である。ある意味で私の人生を総括したいと考え、また「ホスピス」が私の生涯に果たした意義と役割がいかに大きいものであるかをご紹介すべきとも考えた。そのことが、結果的に、「ホスピス」に関係している方々の励みになり、また「ホスピス」に対する関心と評価が高まることになれば幸甚の至りである。

なお、本書は、これまでに著した拙著『いのちの質を求めて』（いのちのことば社、一九九八年）や『癒し癒されて』（フォレストブックス、二〇〇三年）、および「栄光ホスピトラ」（NPO法人栄光ホスピスセンター機関誌・巻頭言）、「栄光会フィロソフィ――経営理念――」（社会医療法人栄光会発行）からの転載・引用、それに加えて新たに執筆した部分から構成されている。

目次

ホスピス患者さんは語る Ⅰ

（『いのちの質を求めて』より）

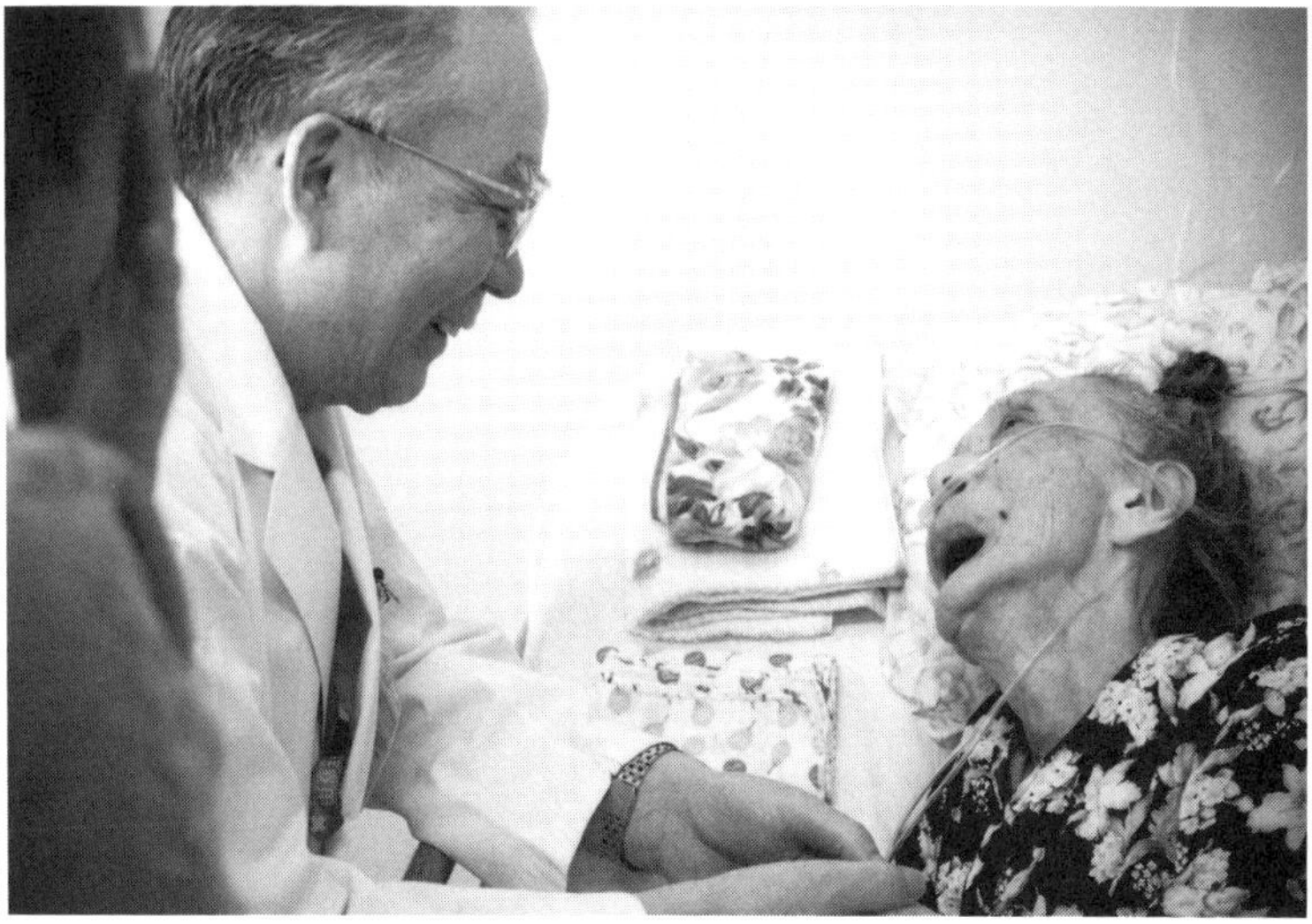

ホスピス回診

「シー・ユー・アゲイン」

臨終に立ち会うことは厳粛なことである。ひとりの人がその一度限りの貴重な人生を終えようとする瞬間だからである。

緊張した面持ちで、年老いた両親をはじめ家族がベッドを取り囲んでいた。そこで息づかい荒く酸素吸入を受け、まさに臨終を迎えんとしている四十一歳の女性。彼女は、ある大学病院の師長を務める現役の看護師だった。

胃がん手術後、肺転移をきたして入院第三十五日目、病状は容赦なく進行し、ついに最期の時に臨むことになった。

私が病室に入ると程なく、目を開けたTさん、かすかに笑みを浮かべながら、

「先生、シー・ユー・アゲイン！（また会う日まで）」

と、弱々しくもはっきりと別れのあいさつを始めた。突然のあいさつにとまどいつつも、私も

「Tさん、シー・ユー・アゲイン」

と精一杯応じた。

すると、さらにひとことひとことかみしめるように、

「そう信じなければ生きていけません」と。

そして家族ともどもに、賛美歌「いつくしみ深き友なるイエスは」（讃美歌三一二番）を、感動に声をつまらせながらも力強く賛美した。大きな声で賛美する母親の顔には大粒の涙が流れていた。静かな夜の病棟に、賛美が響き渡った。

四十歳、その志なかばで倒れ、人生の最後を迎える……。看護職をライフワークとし、看護教育に挺身すべく外国留学まで果たし、さあこれからという時に倒れた悔しさは、筆舌に尽くしがたいものがあったに違いない。しかし、彼女は立派にその短い人生の行程を完走し、天の御国へと駆け上がっていった。

入院当日、すでに余命一か月と推定される厳しい状態だった。医療の限界を痛切に感じながらも、どうにかして悔いのない人生を全うされる一助にでもなればと祈りつつ、病室を訪ねた。診察の後、意を決して話し始めた。

「Tさん、競走競技には百メートルの短距離走から四十二キロのマラソンまでいろいろある

けど、Tさんの場合、四百メートルか八百メートルのコースのようですね。だれもどのコースを走るか自分で決められないし、それは神さまが摂理のうちに決めておられることだから……。」

「先生、私のコース、あと何メートル残っていますか。」

「あといくら残っているか正確にはわからないけど、あなたがそのコースを完走できるように、僕らも一生懸命サポートしますよ。」

「先生、よろしくお願いいたします。」

まさに息の詰まるような真剣な会話だった。


一般的に、「ホスピスとは、末期患者とその家族に対して、そのいのちの質を高めるべくなされる全人的ケア」と定義される。彼女があえてホスピス病棟に入院してきたのは、何か効果的な治療や延命医療を期待してではなかった。迫りくる自分の死と対峙して、どのようにしたら悔いのない生涯を全うし、安らかな死を迎えられるかという、きわめて深刻な生きる・死ぬるの課題への解答を求めてのことだった。

したがって、私たちスタッフは、がん独特のきびしい痛みや呼吸不全などの身体的苦痛の軽減に努めつつも、「そのいのちの質を高めるべく」手を合わせて神に祈りつつ、精神的・宗教的な援助に尽力したのだった。

診察を終えると、しばしば話し込んだ。

「Tさん、あなたはつい最近まで師長さん。しかし今は、末期のがん患者。ひょっとして、自分の目前にそびえ立つ壁に激突して、自分の人生は粉砕されてしまうと考え込んでいるのでは……。僕も今は医師だけど、いつか必ずあなたと同じ境遇になる。だから、僕はひとりの人間として、死んで復活し今も生きておられるキリストを信じているんですよ。このお方は死の壁を打ち破り、信ずる者に死んでも生きる永遠のいのちを与えてくださるんです。死は決して人生の終着駅ではありません。」

そこには、真剣に求道する姿があった。やがて聖書に耳を傾け、賛美歌を聴き、自らも涙しつつ賛美するようになった。

そして十月二十九日、四十一歳の誕生日。最後のお祝いという緊張感をもって、祈りを込めて誕生カードに聖句（聖書のことば）を書き込んだ。

「わたし（キリスト）は、あなたがたにわたしの平安を与えます。……あなたがたは心を騒がしてはなりません。恐れてはなりません。」（新約聖書・ヨハネの福音書一四章二七節）

その翌朝、回診で訪室した。そこには新しい彼女の姿があった。

「先生。聖書のことばは本当ですね。不思議なことに、昨晩は心に平安があってぐっすり休めたんです。」

Tさんの顔は嬉々として輝いていた。


その素朴な信仰は、日ごとに強められ確かなものとなっていった。そのようなある日、さらに一歩踏み込んだ会話を交わすこととなった。

「Tさんは死んでも天国に迎えられる。僕も仕事が終わったら召してもらうことになる。だから、信ずる者同士には永遠の別れはないんですよ。『さようなら』は、ドイツ語で、『アウフ・ヴィーダー・ゼーヘン』。これには、『再会を期して』というすばらしい意味があるんですよ。」

「先生、それは英語の『シー・ユー・アゲイン』ですね。」

それからは、互いに手を振りながら、別れ際にこのようにあいさつを交わすようになった。

越えがたい厚い壁にぶつかって、その人生はこなごなに砕かれて無に帰してしまうと考えていたTさんに、大きな希望が湧いてきた。

信じる者は生きる、信じなければ生きていけない、と。

そしてあの心身の極限状態のただ中で取り乱すことなく、穏やかに笑みさえたたえつつ、「先生、シー・ユー・アゲイン」と。

顔を輝かせ、復活の希望をいだきつつ、その短い人生のコースを見事に完走した彼女の、あの清々しい表情は、今も脳裏に新しい。


前進も後退もできない、右にも左にも逃げられない、まさに進退きわまる状況にあるホスピス患者さんの訴えは深刻である。八方ふさがり、万事休すの状況である。

しかしながら、死んで復活し今も生きておられるキリストが働かれると、その臨終の日々に奇跡が起こる。キリストを信ずる者にとって、死は決して人生の終着駅ではない。キリストが両手をひろげて天国で待ち受けてくださる。そして信じる者はいつの日にか天国で再び会いまみえることができる。


信仰をいだいて、ホスピス病棟から天国へ凱旋した多くの患者さんを思い、再会を望むとき、私の心は感動に躍る。そして思いを新たに天国を仰ぎ望むのである。

「最後にツキが戻ってきた」

末期患者さんは、つまるところ、ひとりの人間としての深刻な苦痛をもっている。それは、程度の差こそあれ、今まで経験したことのない精神的な重圧のもとに生じる不安・恐れ・孤独である。それはまた、右にも左にも避けられない、自分の一度限りの経験として、自分の死と対峙しなければならないという心身の極限状態であり、人生における最後にして最大の危機である。

ここから生じる精神的・宗教的苦痛はきわめて深刻である。

「こんなに弱くて、もろくて情けない……。死にたくない、死ぬのがこわい……」

と、外来初診時、とめどもなく涙しつつ訴える四十九歳の男性。県代表で国体にも出場したことのある屈強な体格の彼が肩を落とし、両膝を震わせていた。

彼が持参した紹介状には、「本人には皮膚転移が再発したころより、限られたいのちであることを話しており、出血以前には本人の受け入れはできていると考えていました。出血が起こってからは本人の不安は強く、また現状の受け入れはできなくなっているようです」とあり、精神的・宗教的援助を期待しての入院であった。

約二年前、右頸部の小さなしこりに気づいた。だんだんと腫大し、ある国立病院を受診した。検査の結果は「転移性腫瘍」であった。早速、外科的に切除された。しかし、やがて再発。そして、次から次へと部位をかえて転移していった。抗がん剤使用、手術、さらには放射線治療と矢継ぎ早に治療がなされていった。

しかしながら、効果なく、ついには右頸部の病巣より出血が始まり、輸血が施行された。しかし、追い討ちをかけるように突然の再出血。救急車で運ばれて緊急輸血。そしてそれ以来、死の恐怖が彼を襲うようになった。いつまた出血するかわからない。そのまま目覚めることなく出血死してしまうのではないか……。

病室に案内されても、イライラとして落ち着きがなく、瞬時もじっと座っておられなかった。表情は暗く、みけんにしわを寄せ、問いかけにもうつろな顔を上げようともしなかった。夜勤の看護師の不安は大きかった。ひょっとして三階の病室から飛び降り自殺でもするのではないか、何か鋭利な刃物を隠し持っているのでは……。

そのような彼に心境の変化が見られるようになった。どうにかして良き隣人になりたいと接触を続けたスタッフに、だんだんと心を開き、会話がはずみ、笑顔が見られるようになった。そして、実に不思議なことに、病院から差し出された聖書を愛読するようになった。

賛美歌「いつくしみ深き友なるイエスは」は、彼の愛唱歌となった。病室から聞こえてくる彼の賛美に、思わず足をとめ、聞き入ったことも幾度かあった。少々調子はずれではあったが、その口調には心からの感謝の実感がこもっていた。そして、

「私はイエスさまのことを聞き、何もできない私でも信じてよいことを知りました。イエスさまを信じる私をも天国に入れてくださることを信じます」

と、涙しつつ祈るようになった。

それ以来、彼の周辺にはある種の感動が漂っていた。

来院した姉に対し、

「会うのもきょうが最後かと思っている。いつもきょうが終わりかと思ってみんなに会っている。娘も就職が内定したし、子どもにすることはみなしてきた」

と、穏やかに話していた。

また、実習に来ていた医学部学生に対しては、

「患者の心の痛みを癒す医者になってほしい」

と熱弁をふるった。学生は目を真っ赤にしてひとことも聞きもらすまいと聞き入った。

そして、ほとんど終日ベッド臥床となった。衰えゆく自分の姿を見つめつつも、顔を輝かせて、

「私の人生にはツキがあった。しかし、こんな病気になってツキから見放されたかと思っていたが、ここに来て、最後にツキが戻ってきたと思うようになった」

と、気負いなく話す彼の表情は印象的だった。

病室での楽しい思い出も尽きることがない。

高校三年の娘の就職内定に父親として素朴に安堵し、また小学六年の息子は少年野球大会の優勝旗を病室に持ち帰った。彼は息子の成長と活躍を素直に喜んだ。

「自分の誕生日までは頑張る。いや、先生の誕生日までは……」

と、めざして迎えた十一月八日、彼の五十歳の誕生日。病室せましと家族・スタッフが押しか

けた。最後の誕生日を意識して緊張しつつも、涙と笑いが絶えなかった。そして数日後、私のために誕生日の祝いの宴を設けてくれた。あのときの感激は今も強烈である。

そして……。やがてかなりの衰弱状態となり、「病気には負けるかもしれないが、心はイエスさまが……。先生、最期の時には『いつくしみ深き』をうたってな」と。

ついにかなりの出血となり、なかなか止血しなかった。次第に意識もうろうとなりつつあったとき、突然、目を見開いて、

「先生、サンビカヲ……」

と彼が叫んだ。ろうばいしつつも、精一杯に賛美した。やがて別れのあいさつ、

「先生、アリガトウゴザイマシタ」。

死の不安におののきながら入院した彼だったが、実にあっぱれな、天への凱旋の日々だった。衰えゆく自分の姿を見つつも、「最後にツキが……」と言わしめたのは、実に「死の力をもつ者を滅ぼす」キリストであった。死の陰の谷を歩む者にとって、死んで復活し今も生きたもうお方こそ、まことの慰め主、また、癒し主であると痛感した。

「どうしたら　きれいな死に方ができるか」

　かなりのがん性疼痛を訴えて転入院してきた五十五歳の患者さんがいた。直腸がんの手術を受けたものの、肺転移・仙骨転移をきたした。物事をあいまいにできない一徹な性格の彼は、自分であれこれと医学書を読みあさった。そして主治医に問いただして、自分が直腸がんであり、すでに転移していることを知ることとなった。

　転入院してきたときの痛みはかなりのもので、モルヒネ剤を次第に増量して、どうにかコントロールできた。ところがやがて腹腔内の病変が進行し、ついには腸閉塞状態となり、食事もできなくなった。そこで高カロリー輸液が開始された。点滴台を押して病院内を散歩し、時には、自宅まで外出する彼の余裕ある姿に私も安堵していた。

　そのようなある日、診察を終えて病室を出ようとしていた私に、突然、訴えるようにつぶやいたのだった。

「先生、俺は死ぬために生きているようなもんだなあ……。」

ショックだった。疼痛も鎮まり、カロリーも充分に補給できている、本人も落ち着いているはずだ……。

しかし、彼はこう訴えているなと感じた——この鎮痛剤や点滴のおかげで痛みもなく体力も維持されている。しかし、自分のからだの中ではがんが日一日と進行しつつある。いったい何のために薬を飲み、点滴を受けているのか。結局は死ぬためではないか……。


ここに、ホスピス患者さんのきわめて深刻な苦悩がある。

たしかに、ホスピスは痛い・苦しいなどの身体的苦痛を取り除き、コントロールすることに本腰を据えて取り組むべきである。しかし、それはあくまでもホスピスケアの突破口であり、それだけでは決して充分とはいえない。

「ホスピスとは、末期患者とその家族に対して、そのいのちの質を高めるべくなされる全人的ケアである。」

彼は、やがてその複雑な心境を次のように披露するようになった。

「今までは負けてたまるかと頑張ってもみたが、やっぱり悪い病気をつかまえれば……。今では、どうしたらきれいな死に方ができるやろうか、と考えるようになりましたね。」

それまでは、どうにかして死を回避しようと必死だった彼が、発想の一大転換をはかろうとしていた。すなわち、死がどうしても避けられないのなら、それではどうしたら「きれいな死に方」ができるかと開き直ったのだった。

「いのちの質」を探求して真剣な模索が始まった。ミニ・チャペル「栄光の間」で催される「よきおとずれ朝の会」の説教に、イヤホンを通じて真剣に耳を傾けるようになった。その手ごたえは充分だった。そして、「きれいな死に方」……それは、信じる者にとって、死は決して人生の終着駅ではないとするキリスト信仰にあると確信するまでに、それほど時間はかからなかった。

彼が持参した手紙は、私を驚かせ、感動させた。

「私は幼い時から歴史が大好きで、日本史はもとより東洋史・西洋史を勉強いたしましたが、つまるところ、宗教が人間にとって、文化に歴史に非常な重きをなしていることに気づきました。そして、ほかの宗教にくらべ、私は特にキリスト教に強い関心を持つようになりました。

このたび、栄光病院に入院しましたが、諸先生方の人格に親しく接し、またお話をお聞きし、主キリストの偉大さに感動し、キリスト教こそ、私が信仰できる唯一の宗教であると信じました。私の罪を一身に負うて十字架の上で死なれた偉大なキリストを信じることによって、あらゆる罪を赦していただけるキリスト教に、ぜひバプテスマを受けたいと思います。きっと良い信者になりますので、今後よろしくお願いいたします。」
この書状は、今でも私の大切な秘蔵品である。

早速、もうひとりの患者さんと一緒に、洗礼準備クラスが始まった。そして、病院浴室での洗礼式となった。点滴のチューブをつけたまま洗礼衣を身にまとい、緊張感漂うなかにも、満面嬉々としたその姿は印象的だった。
洗礼式の後、「栄光の間」での聖餐式となった。
「取って食べなさい。これはわたしのからだです。……みな、この杯から飲みなさい。これは、わたしの契約の血です。」(新約聖書・マタイの福音書二六章二六〜二八節)
そこには、あたかもキリストご自身が臨まれた最初の聖餐式でもあるかのような、厳かさと霊の感動があった。

病状は徐々に進行していった。そして意識もかなり低下しつつあったある日、ベッドサイドにいた私をじっと見つめて、突然、お別れのあいさつが始まった。

「先生、先に行っとくよ。」

とっさのことにとまどいつつも、

「ぼくも、しばらくしたら行くよ」

と応じた。すると、

「先生にはまだ仕事があるから……」

「じゃあ、先に行って祈っといてね」

と、心の動揺を抑えつつ、やっとの思いで語りかけると、

「栄光病院の繁栄のために祈っています」

と、ひとことひとことかみしめるように、精一杯応じてくれた。

そして、かすかにほほえみ、静かに目を閉じたのだった。


「俺は死ぬために生きているようなもんだなあ」

に始まり、やがて、

「今では、どうしたらきれいな死に方ができるやろうか、と考えるようになりましたね」

となり、そしてついには、

「先生、先に行っとくよ」

と、実に、ほれぼれするような「きれいな死に方」だった。

ホスピスは、痛い・苦しいへの適切な身体的援助に始まり、生きる・死ぬるへの精神的・宗教的援助によって完結するといえる。

「お母さんは死ぬんだよ」

車椅子で入院してきた三十五歳の女性があった。その傍らには沈痛な面持ちの夫と、まだあどけなさの残る三人の幼い子どもたちがいた。この夫婦は高校時代に剣道を通じて知り合い、やがて相思相愛の仲となり、そして結婚した。夫は交番でお巡りさんとして昼夜を分かたず献身的にその務めに従事し、妻は交番に住み込んで夫を支え、女流剣士として地域の子どもたちの指導もした。この仲むつまじい夫婦に育てられた三人の娘たちも実に明朗にのびのびと育っていた。

この平和な家庭を、青天の霹靂《へきれき》のごとく病魔が襲った。愛する妻であり、慕うべき母親である彼女が子宮がんに倒れた。手術がなされ、抗がん剤が使用されたが、再発した。免疫療法や放射線治療が相次いでなされたが、効なく、病巣は骨盤内に拡大した。

入院時の検査の結果、病状はさらに厳しい状態にあることが判明した。腎機能がかなり悪化しており、医学的には腎不全と呼ばれる状態であった。夫を呼んで説明した。

「腎不全がかなり進行しており、余命約一か月、場合によっては三週間。したがって今後の方針として、医療上の手当てをいろいろと施しつつも、どうしたら限りある日々を悔いなく有意義に過ごせるかを考えましょう。そのためには、まず本人に病状の説明をし、そのうえで家族が一緒に過ごせる環境づくりをし、そして魂の平安が得られるように祈りましょう」

と、私も真剣に訴えた。

時として涙を拭いていた彼が私の説明にうなずき、そして妻に対して病状の説明を彼自らすると落ち着いた口調で応じた。思わず私は彼の手をとり、堅く握手を交わしたのだった。

その晩、彼は妻のベッドの傍らで横になった。ひょっとして一睡もできなかったのかもしれない。

その翌朝、病室から彼女の大きなすすり泣きが聞こえてきた。驚いた看護師が訪室すると、彼女が夫の胸に顔を埋めるようにして泣きじゃくっていた。夫も大粒の涙を流し、妻を抱きしめていた。

「ねぇ、私、もう治らないの？　子どもたちと遊べないの？　ねぇ、お父さん、怖いよ。お父さん、本当のことを聞かせてよ！」

夫の胸を叩きながら、泣き続けた。

「こわい、こわいよぉ……！」

と泣く妻を抱きしめていた夫が、意を決したように彼女の両肩に手を置き、顔を見つめて、

「よし、俺が話す。話すから、ちゃんと聞け。俺が話すから……」

と告げると、彼女はしゃくりあげながらうなずき、夫の胸に顔を埋めた。夫はまさに断腸の思いで説明したに違いない。「がんが再発。転移しており、一か月もたない」と。

約三十分後、二人とも泣きはらした目ではあったが、落ち着いた表情で寄り添い、

「さっきはどうもすいませんでした。もう大丈夫です。もう泣いていません」

と、かすかに笑顔をつくりながら会釈した。

その翌日、この夫婦は三人の幼い子どもたちに率直に語りかけた。

「お母さんは、一か月後に死ぬんだよ。これからはお父さんと四人で、頑張らねばね。お母さんは死ぬんだけど、いつもあなたたちと一緒よ。ずっと守ってあげるからね。あなたたちがどこにいようと、いつも一緒だよ。」

子どもたちは時として涙を流すことはあったが、病室での家庭生活を楽しく過ごし、父親の

送り迎えで病室から通学した。

神の奇跡は現代社会のどこに見られるのかと問われるならば、私は躊躇《ちゅうちょ》なく答える。それは決して超自然的な病の癒しにではなく、絶望的な状況にある末期がん患者さんに生き生きとした望みを与える神の働きにある、と。まことに、神の力は弱さのうちに現される。

この夫婦に神の働きあれよかしと心から願いつつ接し、語った。二人は真剣に耳を傾け、質問し、そしてついには手を取り合って心から神に感謝し、天国に召される日を待ち望むようになった。


そのようなある日のこと、訪室すると、彼女が起き上がって、ニコニコしながら話し始めた。

「ここに来てよかった。先生に会えてよかった。今、本当に嬉しい。もうすぐイエスさまのところに行けるから。」

「Mさん、強いね。どうしてそんなに強いのかなぁ」

と問うと、

「それは私が強くないから。もうそんなに長くないから、嬉しい。天国に行けるので、胸がワクワクして」。

厳しさのただ中で、なんとも澄んだ清々しい感じの会話だった。

そして圧巻は、夫婦の結婚十周年記念と長女の九歳の誕生日のお祝いであった。スタッフはメッセージを託した色紙《しきし》と花束を贈り、賛美をうたった。私は聖書を手にして「キリストを信じる者は、死んでも生きる」と、霊の感動に声を震わせながら復活の希望を語った。夫は声をつまらせながらも、

「これからは、五人の輪がやがて四人の輪となりますが、仲良く一生懸命生きていきます」

と、子どもたちの手を取りながらあいさつした。彼女は涙している長女を慰め、励ますように終始ほほえみかけていた。その表情にはある種の気高ささえ感じられた。そして、その周辺には何とも形容しがたい穏やかな感動と厳かな雰囲気が漂っていた。

参加した看護師は看護日誌にこう書き記した。

「今のこの和やかな家族の幸せが過ぎ去る悲しみ、憂い。イエスさま、この大切な一日、この大切な時間をそのまま止めてほしいと祈りの思いでいっぱいです。私たちナース、感動に涙溢れる思いです。」

「あなた、再婚してはだめ！　再婚するのなら、またこの私とよ」

とニッコリしながら語りかける彼女に、これまたほほえんで応じる夫。死別という厳しい現実に対峙し、相思相愛の夫婦の絆が絶たれようとしているただ中で、たしかに神が働き、その絆はますます真実な、不変不動なものとされていった。

「へりくつなんか言わんでいい！」

ホスピス患者さんは心身ともに疲れきっている。だから、その訴えはきわめて深刻で、スタッフはその対応に苦慮することがしばしばである。

五十六歳の男性。胃がんの診断のもとに手術となったが、結局は手遅れの状態で、胃液を排除するための胃瘻《いろう》と栄養を注入するための腸瘻《ちょうろう》を造設する結果となった。前医の添書によると、「潰瘍の部分は取ったが、通過が良くなるまで半年以上かかるので、胃と腸に管を入れ、腸の管より栄養を入れられるようにした」と、はなはだ無責任で、当座しのぎの説明が本人になされていた。

妻とは十数年前に死別し、ひとり息子に伴われて入院してきた。私は入院時所感として、「病状説明はほとんどできていないし、また病状の悪化は避けられない。その神経質な性格を考えると、これから説明をどのようにしていくか、なかなか難しそうである」と記した。

そしてある日、本人の要請に基づいて病状説明となった。

「がん細胞が検出された。潰瘍ではなかった。次第に胃の内部がはれて固形物が通りにくくなる。外科的な治療はできない。胃瘻・腸瘻のチューブは当分はずせないが、いろいろと工夫しよう。」

本人は比較的冷静に聞き、ああそうでしたかと素直にうなずいた。

「胃潰瘍にしてはおかしいと思っていた。本当は胃は切っていなかったんでしょう。やっぱり思ったとおりやった。悪けりゃ、がんかもしれんと思っとった。まあ、いろいろ考えても仕方ないもんねぇ。」

「きょうは親戚の者がカセットを持って来た。お謡は三十五歳から始めてね。今のうちに自分の謡をカセットに入れといたらと思ったんやろうね。私の謡を吹き込めと言いよった。」

このように、告知後の経過はきわめて順調だった。

やがて到来する苦渋に満ちた状況をだれも予想できなかった。次のような訴えが次から次へと起こってきたのだった。
「この流動食は食べれんのに、どうしてこんな病人が食べれるね。あんたたちは、吐く吐くと言うけど、ここに来て吐いたね？　飲んだりしても一度も吐いてないのに、もう少しちゃんと見てからそういうことは言ってほしい。……へりくつなんか言わんでいい。ちょっと栄養士を呼べ。……きょうは師長はおらんのか。こんな時に休んで、いったいどうなっとる！　……何のために体温を測るのか。頭痛もないし、咳も出てない。それが方針なのか！」

そして言動はますますエスカレートしていった。

あるスタッフは拒否されどおしで挫折感を味わい、ほかのスタッフは厳しい命令口調に屈辱感を味わった。さらには同室者を口ぎたなくののしり、激高しては自ら厨房に出かけ、仲裁に入った守衛を突き飛ばすなどの暴力行為に走り……まさにその身辺には異様な雰囲気が漂ってきた。病棟も全体としてまさに胸突き八丁に差しかかり、おおげさな言い方をすれば、病院としてのホスピスケアそのもののあり方が問われているような感じだった。

担当医としても困惑していた。特に夜勤看護師の緊張度は極限に達しつつあった。かといって、このような病状の患者さんの転院を考えることは道義上も許されることではなかった。担当医としての姿勢が問われていると痛感した。

今でも、あの時の緊張した会話は決して忘れることはない。

「Kさん、担当医として非常に困っている。きょうのようなことがまた起こると、僕はあなたをここに留めおくことができなくなる。強制的に退院してもらうことになるだろう。」

彼は沈黙し、目を閉じて神妙に聞いていた。

「しかし、強制的に退院させることがあっても、僕が自分の家にひきとってでも面倒をみる！　あなたを見捨てるわけにはいかん！」

震える手を彼は差し出した。思わず手を取り合った。彼の目からは涙がとめどなく流れ落ちた。

やがて全身衰弱が進行し、終日臥床状態となった。心窩部《しんかぶ》も膨隆し、腹水が貯留、胃瘻からの排液は便臭を帯びてきた。時として不機嫌になることはあったが、しんみりとした会話が多くなった。

「自分が生きとると、息子がそれだけ苦労するから、早くラクにしてほしい。きょうは夜勤ですか。あんまり無理しちゃいけませんよ。きょう、診てもらいおるうちに死んでしまうんでしょうね。」

そして、その数日後、家族の見守るうちに静かに息をひきとった。

彼のあの常軌を逸した言動の原因は何だったのだろうか。

その心の奥深く潜む怒りの感情はなかなか根深く、それがいろんな形で爆発を繰り返したといえる。と同時に、彼独特の偏執的性格とも関連していたと考えられた。友もおらず、兄弟の仲も悪く、妻と死別して以来、ひとり息子とのふたり暮らしを黙々と続けるうちに、次第に非社交的な自分たちだけの世界に閉じこもってしまい、性格的にもかなりひずみがきていたようだった。

私たちスタッフはぎりぎりのところまで追い込まれた。極言すれば、戦々恐々とした心境の日々だった。今はただ、あの険しい坂道をよくぞ登りきれたと当時を思い起こしては感慨無量である。

忌避されたスタッフに代わって、比較的に通じ合えるほかのスタッフを中心にチームアプローチがなされた。彼自慢の謡を聞いたり、チャペルで賛美歌を一緒にうたったりして絆を強めようと努めた。

しかし、やはり最終的に問われたのは、彼に対するスタッフの心の姿勢だった。仕えても報われないばかりか、恩を仇で返すような言動に、スタッフの心は激しく動揺した。もう面倒みきれない、退院させてほしい……。しかし、幸いなことに、そのような衝動に「ホスピスの心」が打ち勝った。ホスピスの心、すなわち、温かいもてなしの心。そしてそれは「ののしられてものの しり返さず、苦しめられてもおどすことをしない」、あのキリストの心に由来する。

弱さと限界のあるスタッフが、心身共に疲れ、ろうばいしているホスピス患者さんに仕えるには、これを受けとめ愛する力を、キリストご自身に絶えず仰ぎ求める必要があったのである。

「クリスチャンになってよかった！」

六十二歳の女性が外来を受診してきた。添書を見て驚いた。約五年前に乳がんの手術を受けたものの、局所再発、がん性胸膜炎、多発性皮膚転移、さらには頭蓋骨に及ぶ骨転移と、病巣は拡大していった。しかも、この間に切除術や皮膚移植術など十回にも及ぶ手術、放射線治療、抗がん剤治療と、次から次へと治療がなされたのだった。

もうこれ以上の治療は不可能と診断され、矢折れ力尽きるような状態での入院となった。胸部には縦横に手術の傷あとが走り、大小さまざまな不気味な皮膚転移があった。これまでの治療がいかに厳しいものであったかを思わされた。

「これからお世話になります。くれぐれもよろしくお願いいたします」

と、深々と頭を垂れて一礼された姿には、長年、小学校教師として奉職して培われた礼儀正しさと同時に、何かに寄りすがりたいとの期待が感じられた。

入院して程なく、「よきおとずれ会」に集うようになり、その常連となった。うなずきつつ真剣に傾聴する姿は印象的だった。そして、「質問があります。どのように祈ったらよいのですか」、「信じるとはどういうことですか」と、子どものような率直な問いかけが始まった。そして確実に神のことばがその心に根を下ろしていった。

いつしかその病床の周辺には賛美と喜びがわき起こり、四人部屋全体が明るい雰囲気に包まれるようになった。無神論者と自称してはばからなかったご主人も、最初は何となくいぶかしげな様子だったが、いつしか自然にその輪になじむようになっていた。

そして、ごく自然な結果として「洗礼を受けたい」との申し出となった。さらに驚いたことに、ご主人が「ぜひ、妻の申し出をかなえてください。そして私も一緒にお願いします」と、真剣な面持ちで受洗を希望されたのだった。

実に感動溢れる洗礼式となった。そこには、余命いくばくもない厳しい状況に輝く神のいのちの喜びと、死別によっても絶たれない夫婦の絆の尊さが際立っていた。私もふるえる手をご夫妻の頭上に置き、感涙しつつ心から感謝の祈りをささげたのだった。

彼女は満面に笑みをたたえつつ、証しした。

「私は今年の一月、皆さんに六十二歳の誕生日を祝っていただきました。そしてもうすぐ結婚三十五年になります。この長い年月の間に二人の子どもも成長し、今では五人の孫も元気に育っております。

振り返ってみますと、家事と子育て、そして本当にやりがいのある楽しい職場の中を無我夢中で走り回っておりました。そしてやっと一息というところで大きな病気を抱えてしまいました。病床で先生がたをはじめ皆さまがたの真摯なお仕事ぶりに接し、また今まで全然縁のなかったキリストのお話を聞き、聖書に触れるひとときをもたせていただくようになって、今までの幸せだった人生も神さまのお導きによるものであるということに気がつくことができました。

残された人生はわずかであるかもしれませんが、神を信じ、敬虔なキリスト信者として一生懸命に生きていくことをお誓いします。」

ご主人も緊張しながらもひとことひとことかみしめるように証しした。

「私は六十五歳になるこの年まで、この世に神はないと思って生きてきました。しかし今、長い間苦労をかけた妻から、一緒にキリスト信者になってほしいと言われました。

長い人生の最後に妻の願いを聞き入れ、神を信じることにより、地上に残された人生をのちの世界までつなげたいと思い、本日ここに洗礼を受けさせていただきます。」

今もあの時の感激は忘れられない。

病状は確実に進行し、ほとんど終日臥床し酸素吸入が必要となった。しかしながら、その心に根づいた信仰も確実に成長していった。

ある夕方、訪室すると、ご主人が彼女の額をさすりながら、涙ながらに「よく頑張ったね。よく頑張った」と手を取り合っていた。

「先生、そばにいて！　聖書か賛美歌をお願いします」

と、手を差し伸べてきた。その手をしっかり握りしめながら、

「じゃあ、天国に入る賛美にしましょうか」

と応じた。薄暗い病室に主のご臨在を感じつつ、賛美した。賛美を終えると、

「先生、聖書を読んでください」。

詩篇第二三篇（旧約聖書）を朗読した。

「もう一度読んでください。」

ゆっくりと朗読した。見ると、彼女の目からは涙がとめどもなくこぼれていた。やがて夫妻

は再び手を取り合って、

「よかった。よかった。最後にこの病院に来て……。ありがとうございます」

と、流れ落ちる涙を拭こうともせずに深々と頭を下げられた。


その数日後、自分で体を動かすこともできない状態となった。酸素吸入量も増えていた。しかし、実に驚くほどに、喜びがその満面に溢れていた。筆舌も及ばないほどすばらしい表情だった。

「先生、クリスチャンになって本当に幸せ。クリスチャンになってよかった！　今が最高！　子どもたちも教会に行ってクリスチャンになるって言ってくれました。死ぬことは全然怖くありません。先生、ありがとうございました。そして最後のお願いですが、葬式はぜひここでしてくださいね。」

また看護スタッフひとりひとりにも心を込めてあいさつがあった。

「ありがとう。ありがとう。本当にみんなに良くしてもらって。いい人生でした。皆さん、ありがとう。さようなら。」

私は思わず、「Fさん、美しいですよ」と叫んだ。彼女ははにかみながらも、大きくうなずいた。

前夜式・葬儀は、まさに天への凱旋であり、その人生を締めくくるにふさわしいセレモニーとなった。

死に臨みつつも喜色満面だった彼女の姿は深く印象に残っている。また息苦しさの中からも「クリスチャンになってよかった！」と、あの感動ある響きが今も私に強く迫ってくる。「ことばに尽くすことのできない、栄えに満ちた喜びにおどっています」との聖書のことばは、ホスピスの現場でも実に幸いな現実である。

「終《つい》の日はわが人生の決勝点」

家族の運転する車で約四時間、隣県の山村より入院してきた七十五歳の患者があった。長旅の疲れもあってか、ベッドに倒れ込むように横になった彼の首には、無造作にガーゼがかけてあった。そのガーゼを取り除いて驚いた。首全体にわたって溶岩状に凹凸不整に腫瘍が広がり、部分的に出血・化膿し、黄褐色の分泌物がその表面をおおっていた。その病巣の中央に埋もれるように食道の切断部があり、そこから管が胃に挿入されていた。またその下方に気管切開口があり、そこに気管カニューレが挿入され、空気の通路がどうにか確保されていた。そして強い悪臭があった。食道が一部切除されていて、普通に食事はできず、また声帯も摘出されていて声も出なかった。かすかに動く唇を見て、やっとその思いを理解できた。

実に、目をそむけたくなるほどに気の毒で悲惨な状況だった。

約十五年前に喉頭がんの診断となり、手術となった。しかし下咽頭部に再発し、再手術。再発し、人工食道造設・皮膚移植など、十五回にわたって手術が繰り返されたが、病巣は拡大の一途をたどった。当然のこととして、彼は病院嫌いとなり、あらゆる治療を拒否して自宅にこもってしまったのだった。

そこで奥さんの懸命の看病が始まることとなった。

「傷の手当ては、家族に獣医がいまして。その彼が送ってくれるガーゼと綿を使って一日三回消毒していました。食事は本人の好物をミキサーしてこしたものを、管から浣腸器を使って胃に流し込むんです。本人が口の中に貯める唾液も容器に取っていて、それも一緒にミキサーしました。唾液に消化作用があるでしょう。

今まで五年間、家で全部やってましたけど、やっぱりもう限界ですね。身も心も疲れ果てました。

本人は十年前にクリスチャンになりました。それから神さまに守られているって感じです。今まで何度も入退院を繰り返して、もう絶対に入院しない、僕は自分の家の畳の上で死ぬんだと言い張っていたんですが、この病院のパンフレットを見て、ここならと思ってやって来たんです。」

こう語る奥さんの表情には、今まで精一杯頑張ってきたという満足感と同時に、本人の望む病院にやっと送り届けたという安堵感があった。

スタッフは毎日のケアに細心の気配りをした。管から流動食を流し込んでの経管栄養、空気の通路を確保するために挿入してある気管カニューレの管理、とりわけすぐにも出血しそうな首の病巣の消毒やガーゼ交換、そして排尿排便の介助に、全身清拭や入浴などの世話……。

それでも、時としてポータブルトイレに座ったまま、急に意識消失し、両眼を見開いて天井の一点を凝視……そして点滴注射により意識が回復するということもしばしばだった。実習に来ていた看護学生が動転し、涙を流すと、目覚めた彼は「心配するな。ありがとう、ありがとう」と、かえって周囲を気遣い、慰め励ましていた。

これほどに身体は痛めつけられていたが、七十五歳の彼の心は実に若々しかった。聖書に耳を傾け、賛美に心を合わせるその姿は印象的だった。目を細め満面に微笑をたたえ、両手をしっかりと組み合わせ会釈するスタイルは、幸せに満ちていた。彼の『讃美歌』には随所に書き込みがあり、歌いなじんだページにはあちこちに短歌が書き添えてあった。一首一首をかみしめつつ、私は復唱した。

迫り来る末期のがんの死の怖さ十字架あおげば何時か消えゆく

食道と声を捧げて生かされし経管食にて福音証さん

終《つい》の日はわが人生の決勝点　がんを背負って十字架につづかん

特に最後の一首に、私は心から「アーメン」と唱えた。私はかねてより、クリスチャンにとって「終の日」は決して敗北の日ではなく、信仰生涯の完成の日であると確信していた。その私にとって、まさに末期状態の渦中にある信仰の先達である彼が「終の日はわが人生の決勝点」と高らかにうたうその姿は、大きな慰めと励ましだった。

ある日、彼は病院礼拝堂へ車椅子で出かけた。礼拝堂に着くと、静かに頭を垂れ、手を組んで祈り始めた。穏やかな、しかし真剣な表情だった。そしてやおら降り立ち、ゆっくりと礼拝堂を一周した。

「イエスさまの前だから歩きたい。天国に逝く前に見ておきたかった。ありがとう。」

そして、本人の愛唱歌「われ聞けり　かなたには」（讃美歌第二編一三六番）を賛美した。声の出ない口を力いっぱい開いて。

「私は声は出ません。だけど、心で歌っています。」

やがて「終の日」となった。やはり首の腫瘍から出血が始まった。勢い強い出血は止められなかった。目を大きく見開き、何かを話そうと口を動かしつつ、静かに息をひきとった。あっという間の出来事だった。瞬時も離れることなく付き添っていた奥さんは、

「本当に良くしてもろうて。ここに来て思い残すことは何もないね。じいちゃん、満足やったね」

と、目を真っ赤にしながらも私たちスタッフに深々と一礼された。

食べることも飲むことも、話すことさえもできず、ついには歩くことも動くこともできない状態となったが、彼の生涯は決して袋小路に追い込まれる敗北の人生ではなかった。死は信仰生涯の完成であり、死んでよみがえり今も生きておられるキリストに迎えられる凱旋の瞬間でもあった。

「先生、助けてください！」

東京より空路、福岡に到着し、そのまま当院ホスピス病棟に入院してきた六十一歳の男性があった。律儀正しく深々と一礼すると、心身の疲労のあまりか、そのままベッドに倒れ込んでしまった。

約三か月前に黄疸が出現。諸検査の結果、「総胆管がん・肝転移」の診断となった。家族に病状説明がなされ、早速、手術となった。しかし、がんの病巣は切除できず、それを残したまま、黄疸を改善するだけのバイパス術となってしまった。

奥さんの苦悩と葛藤が始まった。手術後約一か月、悩み抜いた末に、奥さんはついに意を決してご主人に病状と手術のあらましを説明したのだった。当然のことながら、本人の受けた衝撃は大きかった。しかしまた、変わり身も早かった。長年勤めあげて常務という役職にあったが、生来の律儀さから、早々に辞表を提出した。福岡へは、まさに傷心の帰郷だったに違いない。

今回の入院に際し、どのような不安をおもちですか、との問いに対し、彼はこう記した。

「身体的な苦痛が軽減され、心の面では人間としての一日一日を過ごしたいと期待していま す。ただし、期間の見通しを承知していませんので、不安もあります。」

几帳面な性格に加えて、理系出身の彼は数字の世界に生き、また実に綿密な思考力と計画性をもっていた。自分で工夫・計画し、実践し、そしてそれを完成させるという生き方を貫いてきた。

その彼が不治の病に倒れた。自分のことなのに自分でどうすることもできない。自分が自分以外の何者かに操られて、これからどこを通って、どこへ行くのかわからない。まさに一寸先は闇、未知の世界に臨む漠然とした不安と恐怖が彼を襲っていた。

ある日のこと、たまたま奥さんが不在であった。

「今、家内がいませんから、ちょっといいでしょうか」

と、真剣な面持ちで会話が始まった。

「これからどうなっていくのですか。いつごろまで生きられますか。」

私を凝視して問いかける彼に対し、あいまいな返答はできなかった。

「やはり二か月後はかなり厳しいでしょう」

と、私も応じた。一度、二度と彼はうなずいた。しばらく息をこらすような緊張した沈黙が続いた。


その次の瞬間。急にベッドに正座し直した彼が、震える両手を合わせて私を拝むようにして、

「先生、助けてください！　どうにかしてください！」

と叫び出した。その真剣なまなざしに私は一瞬たじろぎ、ろうばいした。

「Iさん。今まで六十一年間生きてこられて、助けてください、と口にされたことはなかったでしょう。また躊躇《ちゅうちょ》もされたでしょう。ただ私としても、残念ですが、医師としてお助けすることはできません。しかし、Iさんの友人として、クリスチャンとして、しかと受けとめさせていただきます」

と、私も必死になって応じた。そして思わず力強く握手を交わしたのだった。彼の目からはとめどもなく涙が流れていた。

まさに自分の死と対峙している患者さんの心からの叫びであった。

そして、だんだんと最期の時を意識した会話が多くなった。

「早くいい流れができて、そしてお迎えが来てくれるようになったらいいなぁ。最後の幕引きだけはきちんとしておきたい。みっともない死に方はしたくない。今まで十五回も引っ越ししたが、あともう一回天国へ引っ越しせんといかん。」

と同時に、震える思いを率直に吐露することもしばしばだった。

「先生、遠慮しないで、ああしろ、こうしろと指示してください。どうぞ、指導してください。」

あるときは途方に暮れ、あるときは霊の感動を覚えながら、私はベッドサイドで時の経つのも忘れて話し込んだ。星野富弘さんや水野源三さんのこと、死んでよみがえり今も生きておられるキリストのこと、そして信仰をいだいて天に凱旋した多くの患者さんたちのこと……。いつしか私のうたう賛美に耳を傾ける彼の頬に、涙が流れるようになった。

五月下旬のある日のこと、「あとどれくらいか」と念を押すように質問があった。私は「六

月は越せると思うけど、七月は難しい」と、具体的に説明した。同席していた奥さんが思わずむせび泣きつつ、

「もう涙は涸れていたんですが、久しぶりに泣きました」

と涙を拭いた。彼は涙しながらも毅然と語った。

「どうにかして安心立命して最期を迎えたいのです。それがキリストさまかほかのものかはまだはっきりとわからないのですが……。しかし、このことだけは自分で決めたい。そのあと葬儀をどうするかは、いろんな事情を考えてカミさんが決めてくれればいいです。」

「Iさん。死ぬまでのこと、死ぬこと、死んでのちのことをこのように率直に語り合えること、それ自体がすでに安心立命の始まりではありませんか。それは、死んでよみがえり今も生きておられるキリストが、その御手の中にすでにIさんをたしかに受けとめてくださっているんですよ。安心してキリストにお任せください。」

私も率直に語った。そしてご夫妻に両手で握手してもらい、その上に手を重ねて祈った。主のご臨在を身近に感じ、ご夫妻の手も私の手も感動で小刻みに震えていた。

自分はどうなっていくのか、いつ死ぬのか、死んだらどうなるのか、計画性をもって自分の根性や努力で道を開いて生きてきた人に限らず、自分の死に対峙している患者さんはだれであ

っても、未知の暗黒の世界に臨むという不安と恐怖と孤独に襲われている。

しかし、なんと感謝すべきことか、死んでよみがえり今も生きておられるキリストご自身より一条の光が射し込み、それに浴した人は立派に安心立命できる。

キリストは、まさにホスピス病棟に「輝く明けの明星」である。

「センセイ、オマチシテ　オリマス」

年の瀬も押し迫ったある日、遠隔地より家族に伴われて入院してきた七十六歳の男性の患者さんがあった。さすがに疲れた様子ではあったが、すっきりとスーツを着こなし、あか抜けした姿はそれほどの年齢を感じさせなかった。

大腸がん手術後、肝転移で、みぞおちのあたりは肝臓の腫れのために大きく膨隆していた。しかし本人へは、腸ポリープで手術をした、肝臓が少し腫れているとの説明で、それで納得していたようだった。しかし、実際は医学的には明らかに末期状態だった。

入院生活はきわめて順調にスタートした。

「私はここへは娘の紹介で来て、どんな病院なのかと不安いっぱいだったけど、ここに来て良かった。皆さん規律が良くて礼儀正しい。やっぱりキリスト教病院ですね。こんなわがまま者の言うことを嫌な顔せず聞いてくれるし。また先生がいい。人生最後に最高の先生に出会った。男が男にほれたよ。」

そして入院一週間、家族との協議ののち、本人に病状を説明した。顔をこわばらせながらも、冷静にうなずきながら聞き入っていた。

告知後の反応を心配して訪室した看護師に対して、

「がん、がん、がん、がんだって。肝硬変かなあと思っていたのに、がんだって……。こればっかりはどうしようもないもんね。ここで死ぬよ、頼むね。笑って死にましょう」。

また事情を全然知らずに訪れたボランティアの人たちには、

「私はがんなんです。今年いっぱいのいのちなんです。先生からみんな聞いています。私はクリスチャンになりたいんです。あんたはクリスチャン？　それなら話がわかるでしょう」。

いのちの日数の限られていることを知った彼は、程なく院内の患者礼拝「よきおとずれ会」に出席するようになった。そして数日後には、

「ここは安住の地です。必ず先生の教会へ連れて行ってもらい、洗礼を受け、私はキリスト教徒になります。早いとこしてもらわないと」

と、真剣に願い出てきたのだった。

唐突な申し出に私はとまどった。彼は不安定な性格で、かなり放浪癖があったと家族から聞いていたからだ。教会の役員たちも判断に迷ったが、最終的には彼と受洗の申し出を御手にゆだね、洗礼式が執り行われることとなった。ダンディなスーツ姿、車椅子で会堂に入って来た彼は満面に微笑をたたえ、末期がん患者さんの面影はなかった。力強い信仰告白だった。彼のうちに力強く働いておられる神の御力に圧倒されつつ、私は洗礼式を執り行った。彼の顔には感激の涙がとめどなく流れ、私たちも主のご臨在を身近に感じた。

病院に帰った彼は得意げに看護師たちに報告した。

「皆さん心の温かい人たちで、とても良い式だった。私はここで死んで、お葬式もしてもらおうと思う。とてもハッピー。感激！」

洗礼式を終えた彼は、欠かすことなく「よきおとずれ会」に出席するようになった。また教会の礼拝にも参加した。車椅子に座ったままの彼は時として居眠りをすることもあったが、大きな声で「アーメン」と唱え、また賛美した。神を信じる者とされたことを率直に喜んでいた。彼の信仰に不安をいだいていた私の心配は消えた。

終戦後、米軍を相手に商売をしたことのある彼は英語が話せた。早速、看護師たちの英会話クラス「米遊会」が発足した。担当看護師が参加者の出席表を作り、数名の看護師が即席の生徒となり、そのレッスンを受けた。彼は教師となり、得意になって教えた。

しかし病状は確実に進行していった。病床に臥す日々、食事もほとんどとれなくなった。だんだんと死期を意識したことばが多くなった。

「だいぶからだがきつくなってきた。病気が進んでいるんだろう。でもここに来てよかった。テレビにも出たし、いい思い出になった。最期は、自然な形で看取ってほしい。」

親しくしていたホスピス病棟の患者さんが亡くなった。病院礼拝堂での葬儀に彼も車椅子で参加した。震える手で棺に花も添えた。

「葬儀はここでするんやね。自分もこのようにしてもらうから、よく見とかんと……。死ぬのが怖いようでもあるけど、そんなことはない。キリストがいるし、先生がいてくれるから。」

「私も賛美歌をうたってもらって、花に囲まれて逝きたい。もう今年いっぱいではないかと思う。でも、死ぬことはちっとも怖くない。」

やがて意識もうろうとした状態になった。血圧も下がり、臨終の時が迫ったと感じた。意を決して最後のあいさつを始めた。

「Nさん、天国へ行く準備はできていますか。」

「ハイ、ヘイジョウシンデ　オリマスカラ。オソウシキノジュンビヲ　オネガイシマス。」

「わかりましたよ。賛美歌をたくさんうたって送りますよ。Nさん、私も仕事が終わったら行きますからね。私を忘れないでね！」

「………」

「Nさん、私を忘れないでね！」

すると、最後の力をふりしぼるように、力強い声で、

「イケナイ？　ネバー！（決して忘れません）」

私は思わず彼の両手をしっかり握りしめた。死を目前にした彼と私とを断つものは何もない、と実感した。そしてさらに、

「センセイ、オマチシテ　オリマス！」

今度は彼がいつまでも私の手を握りしめて離そうとしなかった。名状しがたい感動に襲われ、涙を禁じ得なかった。

その翌日、Nさんは召天した。

「きょうあっても、あすは炉に投げ込まれる野の草さえ、神はこれほどに装ってくださるのだから、ましてあなたがたに、よくしてくださらないわけがありましょうか。」（新約聖書・マタイの福音書六章三〇節）

挫折し、人生最後のコースをとても自分で整えることのできないホスピス病棟の患者さん。しかし、神が働かれ、神が装ってくださるときに、人生の花道が整えられ、有終の美を飾ることができると教えられる。

栄光病院ホスピスに生きて

（「栄光ホスピトラ」より）

＊NPO法人栄光ホスピスセンター
　機関誌「栄光ホスピトラ」

「ホスピトラ」（Hospitola）とは、ホスピス（hospice）とエピストラ（Epistola〔ラテン語〕＝epistle〔英語〕＝書簡・手紙）の合成語で、さしずめ「ホスピス・レター」・「ホスピス便り」という意味。

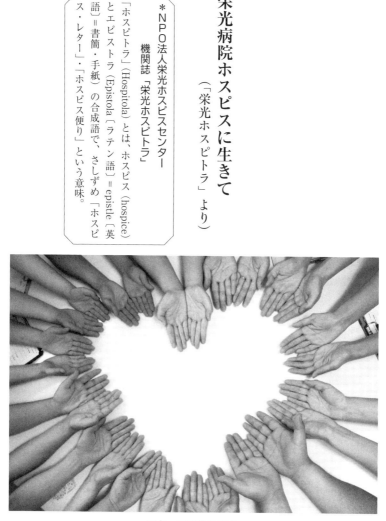

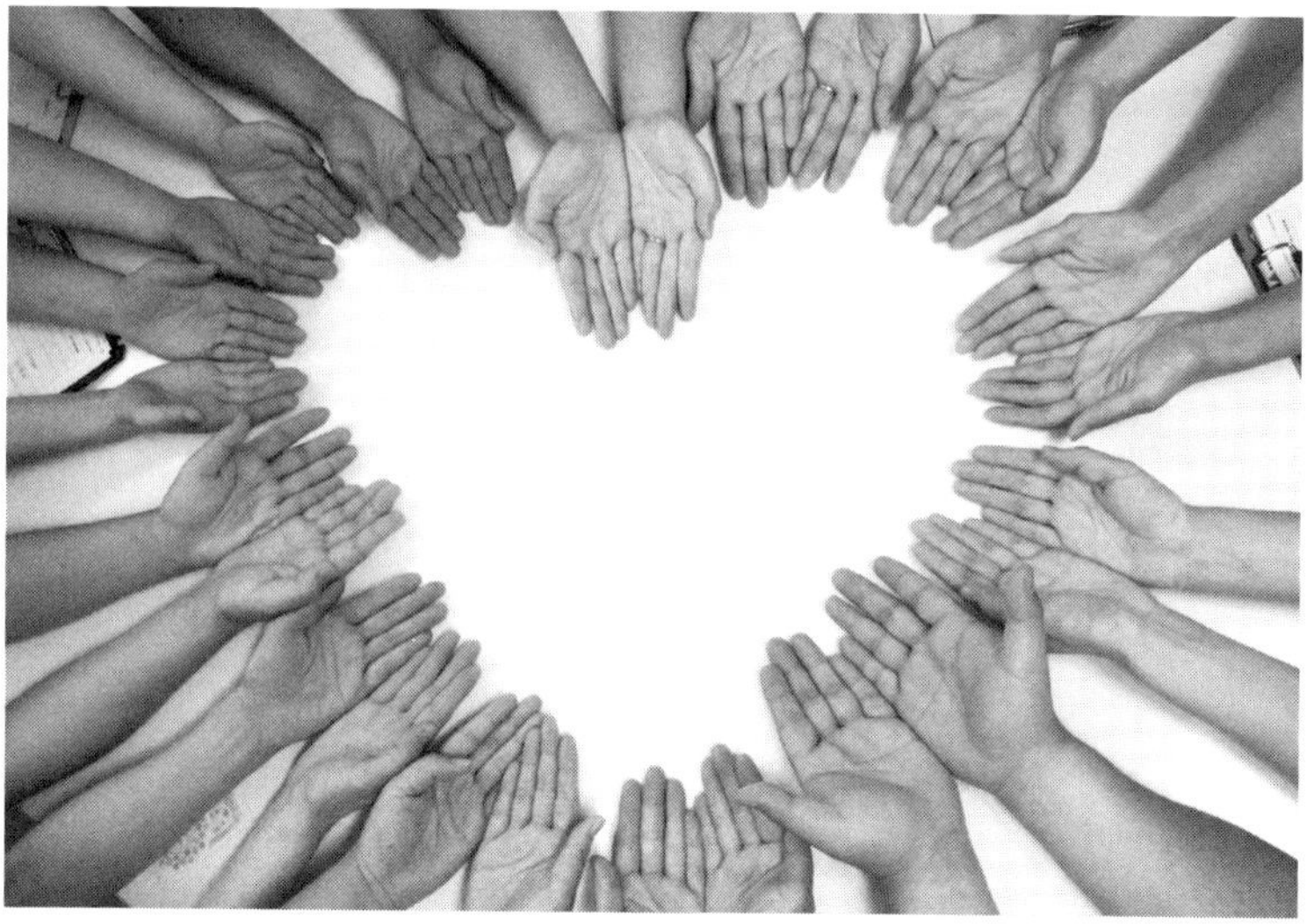

スタッフの仕える手

「限りある自分の球数を悔いなく……」

アメリカ・メジャーリーグのヤンキースで活躍し重宝がられていた黒田博樹投手が、巨額の契約金を断って広島カープに再入団したことは、大きな美談となった。しかし、その理由が知られるに至って、単なる美談では終わらなくなった。

そのあらましは、「自分がこれから投げられる球数には限りがある。その限りある球数をどこで投げるべきかを考えたときに、それは自分のホームグラウンドの広島だ」というものだった。投手にとって投げられる球数は限られており、まさにいのちそのものであろう。そのいのちを削り、選手生命をかけて投げていることになる。この決断に考え込んだ人は少なくないのではないか。

私も考えた。この三十五年間、ひたすらに「ホスピス」に励んできた。そして、それこそあっという間に歳月が流れた。私も確実に年を重ねた。眉毛は白く、髪は薄くなった。今年の誕生日で七十七歳、なんと喜寿を迎える。気力だと言っても、すでに紛れもない後期高齢者である。

そこであらためて聖書を開いた。

「私たちの齢《よわい》は七十年。健やかであっても八十年。……

それゆえに、私たちに自分の日を正しく数えることを教えてください。

そうして私たちに知恵の心を得させてください。」（旧約聖書・詩篇九〇篇一〇、一二節）

「こうしてあなたがたは、地上の残された時を、もはや人間の欲望のためではなく、神のみこころのために過ごすようになるのです。」（新約聖書・ペテロの手紙第一、四章二節）

私の時間ももう残り少ない。この限られた残りの時間で何ができるかは限られている。何をするかは優先順位をしっかりと判断して決めなければならない。きょうが人生最後の日、この時がこの患者・家族と関わる最後の時、この講演が最後の講演……と、ときどき考えるようになった。

「知恵の心」を持って「神のみこころのために」、神に仕え、人に仕えて、生きていきたい。

（二〇一五年六月一日発行、第九巻第一号）

「あらためて『ホスピス』を問う」

ホスピスに関わって約三十年。その草創期から試行錯誤期・発展期・充実期……。そして、あらためて今日のホスピス・緩和ケアの現況を鑑みるに、その原点をあらためて確認することが肝要だと痛感する。

申すまでもなく、「ホスピス」とはラテン語‘Hospitium’に由来し、それが派生して、‘hospital’‘hospitality’‘hospice’である。その意は「温かいもてなし」である。「温かいもてなし」とは、きわめて人格的なニュアンスをもつことばであり、当然、もてなす対象は人であり、その心情である。決して物や疾患ではない。そのアプローチも知識・技術や方法以上に、ハートであり、温かいモチベーションが大切であり、必要である。

しかも、「ホスピス」の場合、もてなすべき人とは単なる患者ではなく、自分の死に向き合っている、いわば、人生における最終的な極限状況にある寄る辺なきひとりの人間である。スタッフ自身もいまだ経験したことのない窮状にあるわけである。

そのような人に対して「ホスピス」を提供するとはどういうことなのか。それは、身体的ケアに始まって、最終的にはどうにかして「温かいもてなし」のケアを果たすことである。「温かいもてなし」とは、「人と人、心と心」との絆に基づき、相手の苦痛を少しでも共有して担おうとする姿勢で仕えいくことである。そのときに、その絆を通じて必ずや温かいレスポンスが返ってくることになる。

自分の死に対峙して脅えている患者、死別の予期悲嘆にくれる家族。そのような状況にある患者家族に関わるスタッフが高きモチベーションを維持できるとすれば、それは「温かいもてなし」というホスピス本来の人間味溢れた原点に徹することではないかと思う。

（二〇一一年二月一日発行、第四巻第三号）

「どうしても必要なことは　わずかです」

このことばは、聖書の中でキリストが語っておられるものである。ある女性に対して「あなたは、いろんなことを心配して、気を使っています。しかし、どうしても必要なことはわずかです。いや、一つだけです」と（新約聖書・ルカの福音書一〇章四一～四二節）。

最近のホスピス・緩和ケアの動向を考えるときに、思わず聖書のこのことばを思い起こす。この十数年来、「ホスピス・緩和ケア」の流れは数段と強まり、今や政府を動かし医療の隅々にまで浸透するほどの大潮流となってきた。ホスピス草創期の苦労と感動を経験してきた私にとって、この潮流は驚きであるとともに、またなにかしら不安で危険な要素も感じるのである。

それは、「ホスピス・緩和ケア」にとって「どうしても必要なこと」が埋没してきていないか、欠落してきていないか、という懸念である。もちろん、「どうしても必要なこと」だけがすべてではないし、その周辺に二次的・三次的な多くの要素が必要なことは当然であるが、それでもなお、その真髄が何であるかが曖昧になってきていないだろうか。

このあたりで「第二次ホスピス・緩和ケア改革」が必要ではないかと思う。ホスピス緩和ケアの原点回帰改革である。ここで言う「必要」とは、患者さん・家族にとっての「必要」である。そしてその「必要」とは単なる患者としてのそれではなく、実に「末期」患者としての必要であり、それはまさに、人生最後にして最大の極限状態にある「ひとりの人間」としての必要である。

このような「必要」に応えることは、同じ弱さをもつ人間であるスタッフにとってきわめて困難なことではあるが、しかし、この「ひとりの人間」としての状況を直視し、その傍らに謙虚な思いで侍《はべ》ることから、ホスピス・緩和ケアの新たな出発が起こるのではないだろうか。

（二〇一〇年六月一日発行、第四巻第一号）

「『ひたすら傾聴する』と『積極的に関わる』について」

患者さん・家族との関わりに関して、「どのように傾聴し、その人らしさを尊ぶか」という方向性と、「とまどいと悲嘆のただ中にある患者さん・ご家族にどのように積極的に関わるべきか」という関わりに関する課題がある。

基本的には、私もすでに幾度となく述べているように、患者さんは私たちスタッフの大先輩であるから、「ただ耳を傾けることしかできないし、それだけでよいのだ」と思う。そうすることでその苦悩を少しでも共有し、次のステップへと発展することになる。

ただ、最近この「傾聴する」ということが強調され過ぎているのではないか、と思う。すなわち、「その人らしさ」を尊重するあまり、スタッフサイドからの関わりが何となく消極的・受容的になり過ぎているのでは、と懸念している。

私の経験からいえば、患者さんは人生最大の窮地にあり、その人生基盤は激しく揺り動かされ、「助けてくれ!」と叫び続けている。「先生、遠慮しないで、ああしろ、こうしろと指示してください! どうぞ指導してください!」と真剣に訴えた六十一歳の会社役員の訴えを忘れることができない。

このような切実にして多様な訴えに応えることはきわめて難しいことであるが、しかし腰を据えて真実に向き合い、何らかのケアの手を差し伸べる必要がある。そのような関わりを少しずつ積み重ねるときに、双方向性のコミュニケーションが成立し、患者さん本人はもちろん、スタッフも癒されるという関係が出来上がっていくことになる。

腰を据えて、ひたすら耳を傾けるとともに、患者さんの状況や訴えに対してスタッフとして真実に向き合って、コミュニケーションとケアの質を高めていく、ここにバランスの取れたホスピスケアが出来上がっていくと考える。

(二〇一二年六月一日発行、第六巻第一号)

「がんになってみて　初めてわかることが……」

かなり以前の出来事になるが、ホスピス病棟に勤務していたスタッフががんになった。そして術後のある日、自分に言い聞かせるように、「先生、自分ががんになってみて、初めてわかることがあまりにも多過ぎます」と語りだしたのだった。

このスタッフは、かねてより積極的に患者さんに関わり、諸課題に意欲的に取り組んでいた。ところが、そのスタッフ本人が患者となった。患者の立場に身を置くこととなり、これまでスタッフとして見聞きしていたがん患者さんの思いや心理状態を自ら体験することになったのだ。

私がホスピスに関わって一年半ごろのこと。胃がん末期の患者さんを前にして知らされたことは、人生の経験という面からして、「患者さんは私の先輩である！」ということであった。私はがんになったことがない、厳しい化学療法を受けた経験もない、ましてや余命数か月の状態を経験したことがない……。しかし、この患者さんはそのすべてをすでに経験している。私が経験したことのない状況のただ中にすでに現在とどまっていることになる。

人生経験において後輩である者が、先輩の心境を推測することはできても、正確に理解することはほとんど不可能である。ましてや、援助することなどできない。人生の先輩である患者さんを前にして、その後輩であるスタッフにどのような対応ができるのか。

それは、医療従事者としてではなく、人生の後輩として、また同じ弱さを共有するひとりの人間として、患者さんに寄り添い、その心の声に耳を傾け、その思いを少しでも共有し、それを分かち合う心の友として伴っていく備えがあることを伝えることではないか。そうするうちに、親密なコミュニケーションが生まれ、やがて穏やかな雰囲気で死を前提とする屈託ない会話を交わす道が開けることになる。

（二〇一四年十月一日発行、第八巻第二号）

「わたしが　与える水を飲む者は　だれでも……」

「この水を飲む者はだれでも、また渇きます。しかし、わたし（キリスト）が与える水を飲む者はだれでも、決して渇くことがありません。」（新約聖書・ヨハネの福音書四章一三〜一四節）

水を汲みに来た女性に対して、イエスは「生ける水」と言われた。「生ける水」とは、汲めども汲めども尽きることなく、こんこんと湧き出る「湧き水」の意である。次から次へと快楽を追求しながらも満たされることがないばかりか、心身ともにますますカラカラに渇ききっていた女性。彼女の心身すべての状況をお見通しのイエスは、その女性を丸ごと活かすことのできる「生ける水」を、「わたしが与える」と語られた。

なんと大胆なことばだろうと思う。「水」について語ることはできる。その成分や効能について説明もできる。しかし、心身を真に潤し、活力を与える水そのものを提供できるか。無理、不可能である。

末期状態の患者さんの最終的・究極的な課題は、やはり「死」である。だから、スタッフが対峙すべき基本的な課題は、この「死」そのものではないか。人は、身体機能が徐々に衰弱し、ついには停止して、その生涯を終えるという生物学的な存在ではない。まさに「生ける魂」（聖書）である。

私が若きころにクリスチャンとなり、この三十数年間、末期がん患者さんに関わって、あらためて思うことは、この究極的な課題である「死」そのものに、もっと積極的に向き合うべきということである。スタッフも同じ弱さをもつ立場であることを銘記して、死とその課題を共有するような絆を追求すべきではないだろうか。

そのような関係構築の大前提は、まず自ら「生ける水」にあずかり、「いのちより大切なものがあることを知る」（星野富弘）生き方を習うことではないだろうか。

そして患者さんに少しでもそのお裾分けができればと思う。

（二〇一五年十月一日発行、第九巻第二号）

「キリストのしもべとして」

この数年、二〇二五年問題対策を考えているが、私自身が昨年後期高齢者の仲間入りをした。これまで数多くの末期がん患者さんの最期に関わってきた私自身が予後不明の末期状態にあるという思いである。

そこであらためて浮上してきたことは、ひとりの医師・人間・クリスチャンとして、これからどのように生き、仕えていくかとの課題である。

新たな思いで聖書を開いた。

「あなたがたは……キリストのしもべとして、心から神のみこころを行い、人にではなく、主に仕えるように、善意をもって仕えなさい。」（新約聖書・エペソ人への手紙六章五～七節）

医学部二年の時にクリスチャンになって、五十五年が経った。この間いろんな失敗・挫折も経験し、また自らのどうしようもない罪深さ、ふがいなさを味わいながらも、神の恵み溢れる赦しをいただき、今日まで実に悔いのない生涯を過ごさせていただいた。

それは、「罪の奴隷であった」者をキリストが自らのいのちを「贖いの代価」としてささげてその束縛から解放し、「キリストに属する奴隷」としてくださったからである（新約聖書・ローマ人への手紙六章）。そのいのちを惜しまないほどに愛してくださっているキリストを主として仰ぐことが許される恵み・特権は、生きる活力の土台であった。

そしてさらには、しもべは「神のみこころを行い、仕えなさい」と、お仕えして生きる恵みに満ちた特権が与えられていることを味わってきた。

栄光病院での三十三年余。この間に、重たい荷を負う時には必要な力が与えられ、また厚く高い壁の前で途方に暮れるときには、予測もしていない方法で「だれも閉じることのできない門」が私たちの前に開かれていることも知らされた。時宜を得て神風が吹いたことになる。

これからの「地上の残された時を……神のみこころのために」「キリストのしもべとして」お仕えしたいと祈りつつ励んでいきたい。

（二〇一四年二月一日発行、第七巻第三号）

「身命を賭して」

私が栄光会理事長に就任して、この一月で九年目を迎えた。年末・年始が巡りくるたびに、八年前の就任前後のあの緊張感を思い起こすことになる。それまでホスピスの現場しか知らなかった私にとって、まさに荒れ狂う真っ黒な大海に漕ぎ出すような、得体の知れない不安に心と体が震えていたのだった。

あらためて聖書を開き、神の導きを切に求めた。そしてやがて、まさに身命を賭して神に仕える使徒パウロの姿に出会うこととなった。「けれども……主イエスから受けた……任務を果たし終えることができるなら、私のいのちは少しも惜しいとは思いません」（新約聖書・使徒の働き二〇章二四節）。

身命を賭して打ち込む任務か！　何がパウロにそのような生き方をさせているのか。その回答を得るに、それほど手間取ることはなかった。パウロ自ら語っていた。「いま私が肉にあって（この世に）生きているのは、私を愛し私のためにご自身をお捨てになった神の御子を信じる信仰によっているのです」（新約聖書・ガラテヤ人への手紙二章二〇節）。

同じ信仰にあずかる者として、これはきわめてインパクトの強い信仰告白であり、心に迫るものがあった。そして、この私をクリスチャンとしてくださるためにご自身をお捨てくださったキリストにお応えするには、私もパウロの姿勢に倣うべきであると確信した。「わが心、定まれり」となった。

この八年間は、私にとって初体験の連続だった。と同時に、未知の世界に直面するたびに「身命を賭して」キリストに仕えることを教えられてきた。そして、おのずと栄光会独特のキリスト信仰を基盤とする経営理念が生まれることとなった。

「ホスピス病棟は、私にとって人生道場」。理事長職もまた、「栄光会のオーナーなる神に仕える、良き管理人としての人生道場」とわきまえつつ、これからも許される限り、身命を賭して仕えていきたいと思う。

（二〇一六年二月一日発行、第九巻第三号）

ホスピス患者さんは語る Ⅱ

（『癒し癒されて』より）

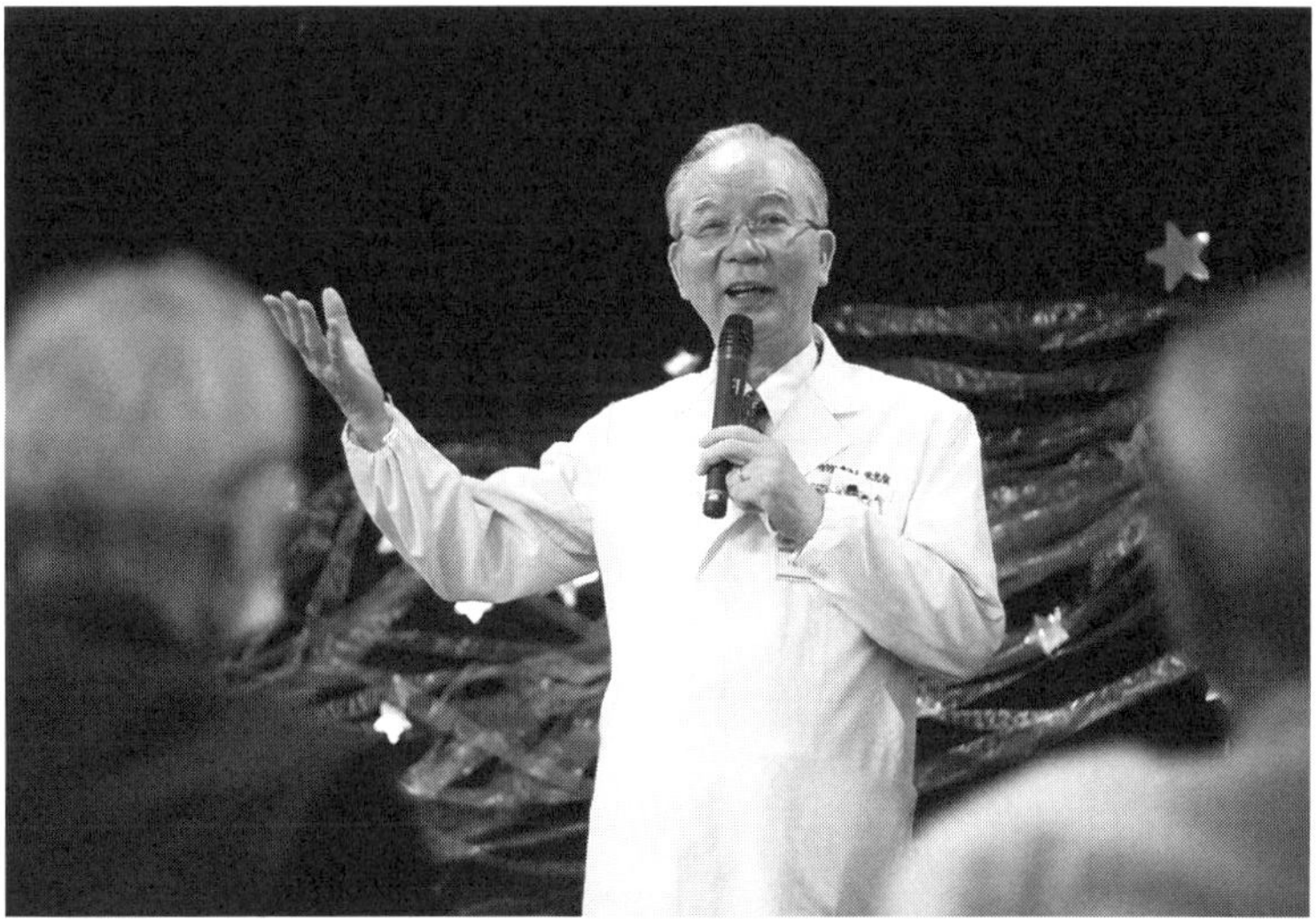

ホスピス病棟七夕会の一コマ

「信仰歴の浅い主人が調子はずれの賛美歌を賛美して」

——患者家族・松枝さんの書簡から——

ある日、大分在住の女性から便りが届いた。ご主人が末期がんとのことだった。

「拝見　前略

ホスピス協議会の九州地区交流会が行われたことを新聞で拝読いたしました。早速ですが、主人（七十一歳）が昨年十一月大腸がんを発病、進行性のがんで、すでに肝臓に転移しており、厳しい状態だと言われました。十二月医大で直腸と肝臓の手術を受けましたが、今年七月には肝臓に、十月には直腸の手術した場所と泌尿器に再発転移を告知されました。

以来、主人は延命治療を一切拒否。自宅で自然に最期を迎えたいと言って帰宅いたしましたが、警告されておりました腸閉塞の症状を起こして近所の病院に入退院を繰り返しております。腹痛を訴えては入院いたしますので、手術（人工肛門）を勧められますが、主人は頑なに手術・抗がん剤の注射・内服・放射線治療を拒否しております。できることなら、ホスピス施設のある病院で最期を迎えられたらと思いますが、どこにその施設があるのか知りません。なるべく近い施設を教えていただければ幸いです。

十二月十四日

松枝」

当時、大分県にはまだホスピスはなかった。そこで当院を含む数施設をご紹介した。第二便が届いた。

「県内に一施設ぐらいはあるだろうと思っておりましたが、残念です。それだけ関心がなかったということでしょう。

これは余談になりますが、先生は鹿児島県出身の元警視総監下稲葉耕吉様、九州大学医学部卒下稲葉耕作様をご存じではありませんか？　珍しい姓なので、つい余計なことをお聞きしましたが、お許しくださいませ。」

私は長兄耕作・次兄耕吉の弟である。どうして二人の兄のことを知っているのだろうか。早速返信の便りを出した。すぐに第三便が届いた。それを読んで驚いた。

「あまりの奇遇に少々興奮気味です。実は主人は警視庁に奉職しておりました。三十五年の在職中には何代かの総監にお仕えしておりましたが、最後にお仕えしたのが、下稲葉耕吉総監でした。我が家の居間に誇らしく掛かっております額は昭和五十九年総監から頂戴いたしました警察功績賞の賞状です。ご立派なお兄様でした。

耕作先生は九大医学部で私がお世話になりました。戦中の昭和十八年四月、私が入学当時は九州帝国大学医学部付属病院看護員養成所と呼ばれておりました。国中が大変な時代でした。白衣の上から緑色の粗末なモンペをはいて空襲警報のサイレンが鳴ると、防空壕に飛び込む毎日でした。その頃、耕作先生は医学生で、今で言うインターンです。とても優しい真面目な学徒だったと思います。

先生方三人のご兄弟との巡り合わせを思います時、ことに今主人がこのような状態にあります時、ただただ偶然だとは思えません。神様のお導きのように思えてなりません。

主人は脳卒中で半身麻痺になって長く生きるよりも、この病気で潔く死ねたら本望などと強がりを言ってはおりますが、弱い人間です。心の葛藤があろうと察せられます。今の状態がいつまで続くか判りませんが、最後は心のケアのできる病院で心安らかに最期を迎えることができれば幸いです。その時にはぜひお力を貸していただきたいと思います。」

まさに「事実は小説よりも奇なり」と感じると同時に、この背後で確かな計画をもって導いておられる神のお働きを感じざるを得なかった。そして祈りつつ、拙著『いのちの質を求めて』を郵送したのだった。程なく第四便が来た。

「先生の著書、主人ともども拝読させていただきました。活字がかすんで見えなくなることがしばしばでした。先生が患者のために心血を注いでおられるご様子が見えます。主人がホスピス病棟のことを前向きに検討してほしいと言い出しました。まだ先のことと思っておりました私は正直びっくりいたしましたが、いのちの予測は誰にもできません。本人が栄光病院で最期を迎えることを決断したことで、充実した時が過ごせて、少しでもいのちの質が高められて安らかな旅立ちができますことを願っております。入院についてのご指示をいただきたくお伺いいたします。」

まだお会いしたことのない松枝さんとの、まさに「メル友」としてのやりとりは数か月にも及んだ。その間にも病状は確実に進行しつつあった。入院に備えて当院の資料を送付した。すぐに第五便に添えて医師の紹介状が届いた。

それによると、病状はすでにかなり進行していた。程なく便も尿も出なくなることは避けられない状況だった。そのような生命の危機に瀕している状態での自宅療養には、やはり限界があった。

ある日、突然の電話。緊張しうわずった声。幾度か手紙をやりとりした松枝さんとの初めての会話であった。あいさつもそこそこに、「急に下血が起こり、腹痛が強くなり、尿もあまり出ていない」と。大分からの緊急入院の段取りとなった。そして紹介医からのファックスが入った。そのデータを見て驚いた。かなりの貧血と強度の腎不全状態だった。今や遅しとその到着を待った。

入院生活四十一日間の心境を、妻・松枝さんは回顧して次のように記してくれた。

「病院にたどり着くや夢中でかけ上がった三階ロビーでバッタリお会いした下稲葉先生から、残された時間はもう週単位ではなく日にちの単位だろうとお聞きして全身の力が抜ける思いでした。

ところがどうしたことか、あれほど頑なに治療を拒み続けてきた主人が先生の指示を素直に聞き入れてくれました。その時からあの頑固さがだんだん消えて、まるで幼子のようでした。動けない！　食べられない！　と、イライラしたと思いますが、一度も声を荒げることもなく静かな病人でした。寒い季節でしたが、病棟全体が春のような暖かさでした。またいろいろな職種のボランティアの出入りがあり、皆さんの優しい気遣いがことばや態度で伝わって、いつしか心が和み、お話しするようになりました。

主人との会話は多くはなかったけど、四六時中一緒に過ごせた四十一日間は心の通じ合った最後の時だったと感謝しております。信仰暦の浅い主人が希望を叶えていただいて、調子はずれの賛美歌『忘れないで』を賛美して、イエスさまのもとに召されて永遠のいのちに生かされていることを信じます。私もヨチヨチ歩きですが、祈りの日々を過ごさせていただきます。」

ホスピス病棟に入院してくる患者さんたちは、当然のことながら大きな緊張と不安に追い立てられるようにしてやって来る。あるいは人生の敗残者のようにうなだれて。しかし、私はこのホスピス病棟勤務の二十数年を振り返るときに、その背後にあって神が働いて患者さんたちひとりひとりをここに、私との関わりに導いてくださっていると確信するようになった。だから、それ以降の患者さんとの関わりのうちにも必ず働いてくださると期待できる。

入院してきた患者・洋一郎さんとは、初対面の瞬間から旧知の友人のような関わりとなった。神に与えられた時間がさらにいくばくか残されていることを願い祈りつつ、洋一郎さんにその処置の必要性を説明すると素直に応じた。これには奥さんも信じられないと驚き、感涙した。

それからの約四十日、神さまがご夫婦に与えられた人生総決算の時であった。病室での夫婦水入らずの時間やお茶会の穏やかなひと時を楽しみ、いささか調子はずれではあっても素朴に「忘れないで」（『友よ歌おう』五一番）を賛美し、息子さんとは当院礼拝堂での葬儀の相談も事前に済ませ、天国をめざす備えも終えたのだった。

洋一郎・松枝さんご夫婦との出会いはたしかにホスピスで始まったが、摂理の神の働きはすでに数十年も前から具体的な形をとって現され、そして末期がんと付き合うという厳しい過程を通ってではあったが、ご夫妻を救い、その生涯を全うさせてくださったのだった。

いらだちや頑なさから解放されて、ニコニコ笑顔で賛美歌「忘れないで」を賛美するその姿こそ、まさに神さまの働きの所産そのものと心から御名を崇めたことだった。

「あと六か月と言われてから、小さなことにも大きな感動を」

ある日、ホスピス外来を訪れて来た患者とよさん六十一歳。その傍らには緊張感いっぱいのご主人が真っ赤な顔をしてたたずんでいた。

乳がんの手術を受けたものの肺に転移し、このままでは「余命六か月」との衝撃的な告知を受け、縋《すが》る思いで抗がん剤の治療を受けた。しかしながら副作用が強くなり、治療を中止せざるを得なくなった。元来頑張り屋で少々のことではへこたれない性分のとよさんだった。しかし、最後の砦である治療の可能性も断たれて、「余命六か月」がさらに現実的になった。さすがのとよさんも今度ばかりはその重圧に沈み込む思いの日々となった。そして病気を恨み、告知をした医者を恨んだ。当然、夫婦の会話も不自然なものとなった。

そのような複雑な心境で当院を訪ねて来た。治りたいとの思いを少しでも援助できればと考え、ワクチン療法を提案した。通院が始まった。そしてそのたびごとに交わす会話はだんだんと率直なものとなっていった。その表情は実に清々しく、感動深いものだった。

「最近、自分はもうそんなに長くは生きられないんだと実感するようになって、小さなことに大きな感動を感じるようになったんです。ああ、今日も生きている、生きていてまだいろんなことができる。まだ炊事ができる、まだお洗濯ができる、まだ食事ができる。そして今日も太陽が輝き、雨が降り、また気持ちよい風が吹いている。ああ、自分はまだ生きている、生きていてよかった。嬉しい。」

屈託なく話すとよさん、その前で私は小さな生徒のように驚嘆の思いで耳を傾けていた。そして我に返って、率直に懸命に彼女に語りかけた。

「とよさん、今こそ、あなたは本当に充実した生き方をしていますね。悔いはありませんよね。病気になって、そしてもうそんなに長く生きられない状態となって、何か今まで見えなかったものが見えるようになったんですねえ。まさに怪我《けが》の功名ですね。怪我は決してかすり傷ではなく、まさに致命傷なんですが。今では、この病気になって決して悪いことばかりではなかったとの思いですよね。この病気のお蔭で発見した感動と喜びを味わっていますね。」

それから程なく、純一さん・とよさん夫婦は仲良く教会に来られるようになった。一言も聞き漏らすまいと顔を上げて聞き入るご夫妻を前にして、私も祈りつつ真剣にキリストの福音を語った。それは単なる講義ではなく、まさに手術台に伏す患者さんにメスを振るう外科医の心境にも似て、臨床講義に臨んでいる緊張感があった。というのは、余命六か月と言われ、自分の死に対峙しているとよさんにとって、必要な唯一の救い、それはいのちについての教義ではなく、いのちそのものであったからだった。

キリストの福音には、文字どおり自分の死に対峙している人にまことのいのちを提供できる力があるのか、私の信仰や説教は死に瀕している人の深刻な叫びに耐えられるのか、その真価が問われる思いだった。

日曜日ごとに礼拝に通う日々が続いた。キリストの赦しといのちの福音が確実にその心に根を下ろしていった。

その間に、病状も徐々に進行していった。肝臓に転移し、だんだんと腫れ、やがて黄疸が出現してきた。食欲も落ち、からだ全体のだるさも急速に強くなってきた。そして入院となった。いろんなことに懸命に耐えてきたとよさんだったが、もう二度と家には帰れないとの覚悟での入院であった。

その都度、病状の説明をしてきていたために、本人は病状の厳しさを十分に承知していた。

しかし、そのためにまた、ひとり残されることになるご主人のことが気がかりだった。そこでご主人が主夫としてやっていけるようにと特訓が始まったのだった。特に炊事に関しては料理のレシピを手渡し、味見をして繰り返し指導がなされた。ご主人も不慣れな手つきながら、だんだんと主夫業を会得し、どうにかとよさんの意にかなう料理ができるようになった。入院中も幾たびとなく手料理が運び込まれた。それを口にするとよさんの表情は実に嬉しそうだった。

そしてご主人の純一さん。その名のとおり、純粋な人柄の人だった。しばしば顔を紅潮させ、大粒の涙を流した。こまやかな心配りで懸命の看病をし、精一杯にけなげに世話をした。ご主人の不安な心もとよさんの穏やかな姿に次第に癒されていった。

入院生活のなかで、やはり強烈な思い出として脳裏に焼きついていて今も忘れられないのは、彼女との実に率直な会話である。

人生残りの日数が少なくなるほどに、そのいのちの質は高められていった。しばしばベッドサイドで向き合い語り合った。

「先生、本当に不思議な気持ちです。もうそんなに長く生きられないというのに、かえって心は穏やかで、幸せなんです。涙は流れますが、決して悔し涙とか、悲しみの涙とかではないんです。嬉し涙というか、感謝の涙なんです。主人には本当に良くしてもらって。子どもたちもいろいろ大変なんですが、親切にしてくれて。そして、先生、最後にこのように先生にお会いできて。神さまが私と一緒にいてくださることを教えてくださいました。死ぬことは怖くありません。天国に参らせてもらいます。先生、本当にありがとうございました。」

うっすらと赤みを帯びたその横顔に一筋の涙が流れていた。とても描写できないほどに清らかな澄んだ表情だった。その心と魂は救われて、しっかりと御手の中に守られていると感じた。私もその感動にあずかって胸が熱くなり、共に涙したのだった。

九月十八日はとよさんの六十一歳の誕生日。もう二度と巡ってこない人生最後の誕生日。本来の誕生日に四日先駆けて開催された。ご家族の準備よろしく、病室はさまざまな色紙やテープで飾られ、華やいだ空間と化した。主人公のとよさんはベッドに伏したまま、それをご主人をはじめ子どもさんたち、お孫さんたちが取り囲んだ。「おめでとう、お母さん。おめでとう、とよさん。お恵み豊かにありますように」と、二度、三度と賛美し、お祝いした。

そしてご主人をはじめ家族のひとりひとりがあいさつした。それは月並みなあいさつではなく、心からの労いと感謝のあいさつ、そして夫婦・親子としての締めくくりのあいさつでもあった。当然、そこには程なくして別れねばならないという惜別の情が迫っていたが、それ以上に、筆舌に尽くしがたい豊かな心の交流があった。それはたしかに、死は決して人生の終着駅ではない、「キリストを信じる者は、死んでも生きる」とのいのちが脈動していたからだったろう。

主人公とよさんは、力を込め、口をすぼめて最後の息を吹きかけるかのようにローソクの灯を消した。「こんな誕生会は生まれて初めてです」ととよさん。「生まれてよかったですね」と問うと、にっこり「ハイ」と。

その数日後、病状はさらに厳しくなり、いよいよ最期の時が迫ってきたと感じた。「とよさん、残りあと数日となりました。よく頑張ってこられましたね。目が覚めたら、イエスさまが手を広げて待っておられますよ。こちらから向こうは見えませんが、向こうからこちらは見えるはずですから、ご主人と私たちをしっかり見守ってくださいね。」ニコニコとうなずきながら応じたあの笑顔は忘れられない。

その直後、ご主人から、「本人がここでキリスト教式で葬儀をお願いしてくれと言っております」と申し出があった。

いよいよ秒読みの段階となった。意識も薄れてきた。家族とともに私たちも彼女を取り囲んだ。「とよさん、お別れの時間が迫ってきました。天国でまたお会いしましょうね。」彼女は微笑みながらうなずいた。「よう頑張った。もういいよ。ありがとう」とご主人。「もういいよ。安心して逝っていいよ。母ちゃん、ありがとう。頑張ったね」と息子さん。

これは決してテレビでよく見るお別れのシーンではない。一生一代の夫婦・親子の死別の現場。しかし、そこはまさに浮世離れした感動のるつぼとなっていた。賛美歌「忘れないで」を賛美した。その間、呼吸が穏やかになった。そして、やがて静かに息をひきとり、天へ召されていった。

しばらく大きな感動の余韻が漂っていた。

残された純一さんは今、栄光病院・遺族のボランティア団体「栄光ひまわり会」の役員として、同じ悩みをもつ遺族の慰問の働きに生きがいを感じつつ精出している。愛する妻とよさんを思い出すたびごとに、ちょっぴり顔を赤らめ、目を潤ませながら。

「先生、お葬式、お願いします。その費用はいくら？」

左頬部に大きな眼帯をさりげなく当てて外来を受診してきた陽子さん、四十九歳。努めて冷静を装っていたが、内心の動揺は覆いがたいものが感じられた。

左上顎がんの診断となり、あらゆる治療を受けた。抗がん剤使用に始まって放射線照射と相次いで治療が行われたが、再発を繰り返した。そしてついには顔にメスを当てる外科的な治療となった。しかも再三繰り返された。その結果、左眼球はほとんど萎縮してその形態をとどめず、そこはテニスボール大の洞穴のように欠損していた。しかもその欠損部の粘膜はただれていて、ちょっと触れただけで出血しやすい状態だった。その洞窟部には鶏卵大のビニール製のプロテーゼ（装具）が用心深く挿入されていた。そして毎日そのプロテーゼを交換する必要があった。驚くべきことに、陽子さんは毎日鏡に向き合って、その変わり果てた自分の容姿を直視してガーゼの交換を自分でしていたのだった。

がんはその性質上恐るべき病気であるが、病巣部の場所いかんによってはさらにその悲惨さが増す。女性ならずとも、だれであっても、変わり果て損なわれた自分の顔を直視したくない。当然、家族にも見られたくない。彼女の心境、いかばかりだったろう。

陽子さんには夫がいたが、発病し病状が進行し不治の状態となるや、彼女と家族を捨てて所在不明となっていた。彼女には三人の息子がいて、長男・次男はすでに成人となっていたが、定職がなく不安定な生活だった。三男は新聞配達に励んでいた。実妹がいたが、疎遠だった。

陽子さんは全く孤独だった。そして自ら末期状態となっても、だれにも相談できず、看病を頼める家族もいなかった。いや、どちらかというと、もう主人は来なくてもよい、子どもたちは自分の生活だけを考えて自立してくれればそれでよい、自分のことは構ってくれなくてもよい。そんな気持ちだった。だから、病巣部のガーゼ交換はもちろん、治療費のことも全部自分で仕切っていた。あたかも、沈みゆく自分を自分自身で支えんとする痛ましい状況だった。

そのような家庭の事情もあり、心身ともに傷心しての入院であった。私の思いはごく自然に天を仰いだ。「主よ、どうぞ、のぞくことのできない彼女の心の内奥に届いてください、そして癒して慰めてください。」

まずは良き関わりのきっかけとなることを期待しつつ、ガーゼ交換を入念に行った。たっぷり三十分間は要した。私も美容形成医よろしく、左目の膨らみを作り、肌色のテープを使用し、工夫に工夫を重ねた。やがてなかなかの出来栄えとなった。羞恥心と警戒心も徐々に解け、いつしか安心して身を任せるようになった。ガーゼ交換の終わった自分の顔を鏡に映し見ては、指で丸を作り、茶目っけたっぷりに笑顔で応じるようになった。

しかしながら、やはり子どもたちには絶対に負担はかけられないとの思いは強かった。時に訪れる子どもたちを追い立てて帰宅させた。また、子どもにいたずらに負担をかけるような病状説明はしないようにと釘を刺された。傷つき痛みつつも、ひな鳥には絶対に迷惑はかけられないとする親鳥の姿にも似て、心が痛んだ。

治療費の支払いのためには、病院スタッフが銀行に出向き、その業務を代行した。通帳を開き残高を確認する彼女の表情には、ある種のたくましさと哀れが入りまじっていた。

病状は確実に進行していった。だるさが募り、歩くのがだんだんと難しくなった。流動食を飲み込みにくくなり、声が聞き取りにくくなってきた。そして突然、意識が薄れて転倒することさえ起こるようになった。当然、思考能力も少しずつ落ちてきた。

天を仰ぎ祈る私の思いも熱くなってきた。
そしてある日、いつものようにガーゼ交換を終えて、やおら話し始めた。「陽子さん、あなたは決してひとりではないよ。ご主人はあなたを見捨てても、僕は最後までずっとお手伝いしますよ。そして僕の信じているイエスさまはこちらからは見えないけど、陽子さんをいつも見つめておられる。陽子さんをベッドごと支えてくださっていますよ。」その後に訪室したナースに対して、この会話のあらましを「嬉しかった」と繰り返し報告したのだった。

そして、忘れられない病棟クリスマス・キャロリングとなった。「きよしこの夜」と賛美しながら、薄暗い彼女の病室に入って行った。顔をのぞき込むと、しっかりと目を見開き待ち構えていた。神が備え、神が働いている時と感じた。彼女の細い手を取りながら、祈り心で話し始めた。「陽子さん、きょうはイエスさまがお生まれになったクリスマス。そのイエスさまはどこでお生まれになったか知ってる？　エルサレムという大都会ではなく、小さな村の家畜小屋で、しかも飼い葉桶の中にお生まれになったの。どうしてかわかる？　それは、偉い立派な人々ではなく、心貧しく寂しい人々を、イエスさまは決してお忘れになっていないから。イエスさまは、福岡の繁華街ではなく、この病室で陽子さんのために生まれ、あなたを訪ねてくだ

　「先生、お葬式、お願いします。その費用はいくら？」

さっているよ。イエスさまは、決して陽子さんをお忘れになってはいなかった。本当だよ。」

いつしか、彼女の右目から大粒の涙が溢れ流れてきた。彼女は二度三度としっかりとうなずき、私も彼女の手を握り返した。薄暗いその病室に主のご臨在を感じた。そこに伏す陽子さんは、もはや寂しげではなかった。あらためて私の心にも主をお迎えするクリスマスの感動と喜びがわいてきた。

彼女の死を目前にして、ひとつの問題が浮上してきた。ご主人が消息不明。その生存さえも不明という状況で、彼女が死亡すると、未成年の三男が法律上孤児にならないか、だれが親権者になるのか。また、彼女の生命保険金の受取人は三男であったが、受け取りには親権者、もしくは後見人の同意が必要である。

意を決して、彼女に一切を説明した。一瞬動揺した彼女ではあったが、一部始終を十分に理解した。そして実妹に後見人になってほしいと懇願し、承諾を得た。彼女には弁護士を立てる経済的余裕はなかった。私が彼女の意を受けて「危急時遺言書」を作成した。病床で彼女を取り囲み、私のほかに二人のナースが「立会証人」としてその意志を確認した。

遺言書

私、○○陽子は　三男・△△の後見人として　妹・××（住所）を指名します。

平成十三年一月六日

栄光病院・病室にて

○○陽子

右の記述内容が本人の意志であることを

病床に立会い、確認した事を証明します。

平成十三年一月六日

立会証人

特別医療法人栄光会　栄光病院

ホスピス長　下稲葉康之

病棟師長　○○○子

看護師主任　△△△子

彼女は親としての最後の責任を果たし終えた安堵感でいっぱいだった。翌日、私は家庭裁判所に出向き、所定の手続きを終了した。

陽子さんを送るのに最後の務めがなお残っていた。彼女の人生をふさわしく締めくくる葬りの儀式のことである。当然、通常はまず家族と相談することであるが、彼女の場合はそれができなかった。自分の最後の儀式のことまで自身で考えねばならないとは、実に厳しく切ないことではあったが、避けて通れないことだった。と同時に、こんな難題も話題にできる関わりができあがっていた。

一言ひとこと、確かめながら語りかけた。「陽子さん、最期の時が来たら、イエスさまがその両手を広げて天国に迎えてくださるよね。よく頑張ってきたよ。そしてその時が来たら、この病院の礼拝堂で賛美歌をうたってお送りしましょうか。」　案の定、私の申し出を待っていたかのようにうなずいた。そして最後の力を振り絞り、哀願するように応じてきた。「先生、ありがとう。お葬式、お願いします。そして費用はいくらかかりますか？」　最後まで彼女らしい質問だった。私も率直に答えた。三男受け取り予定の生命保険金で十分に賄《まかな》えることを説明すると、安堵して微笑んだ。彼女の最後の笑顔だった。

陽子さんはその二日後、静かにその生涯を終え、天に召されていった。今や、あらゆる苦痛、責務と負担から完全に解放されているに違いない。しかし、今なおひな鳥のために世話する親鳥として、倦《う》むことなく子どもたちのためにとりなしの働きに励んでいる彼女の姿を想像するとほほえましくもある。

「栄光会フィロソフィ
——経営理念——」

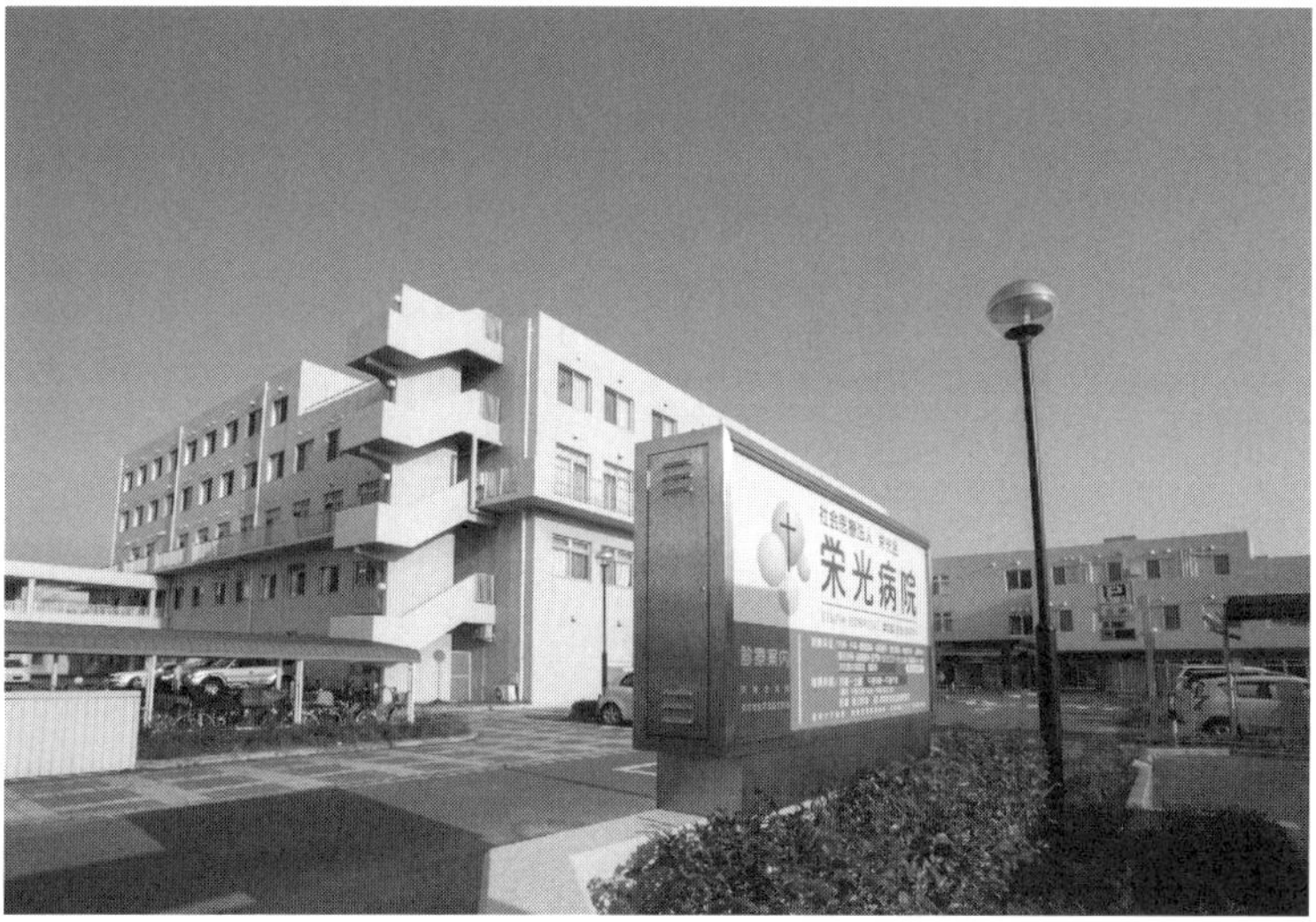

栄光病院外観

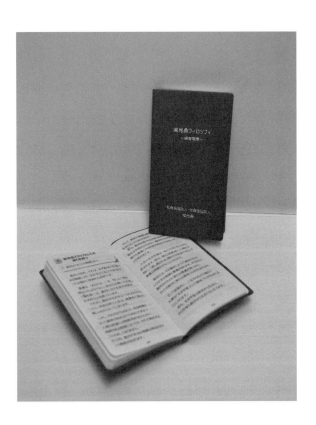

ここに、「栄光会フィロソフィ」を著すこととなり、あらためてこれまでの三十数年を顧みて感慨無量です。と同時に、このように公にすることに、ある種のとまどいがあるのも隠せません。

しかし、ここに公にすることは、過去に対する感謝の表明であり、また将来に対する覚悟の表明でもあります。

神の導きの下に、そして数多くの方々の祈りとご支援により、栄光会グループの今日があり、またこれからがかかっています。

心から感謝申し上げますとともに、これからもご支援とご禱援を宜しくお願い申し上げます。

なお、この「フィロソフィ」発刊には、栄光会の経営基盤の強化支援を要請している京セラグループ「KCCSマネジメントコンサルティング株式会社」のご指導がありましたことを感謝して申し添えます。

平成二十七年四月

理事長　下稲葉康之

（「栄光会フィロソフィ――経営理念――」序文より）

A　栄光会理念を理解しその実践に励む

「最も小さい者たちのひとりにしたのは、わたし（キリスト）にしたのです。」（新約聖書・マタイの福音書二五章四〇節）

栄光会創立の精神であり、キリストが語られたことばです。栄光会の存続はひとえにこれにかかっていて、きわめて大事な礎です。

この「最も小さい者たちのひとり」とは、だれのことでしょうか。それは、あなたが日々関わっている病む人・老いた人々です。特に、病や高齢のために、人生最後の日々を過ごしておられる人々のことです。

そんな人々に関わることを、キリストは「わたしにする」とおっしゃったのです。「わたしにする」とは、「キリストに仕《つか》える」ことを表しています。

今、目の前に小さなキリストがおられます！　目の前の病める人に誠心誠意仕えることが、栄光会の理念にさらに一歩近づくことになります。

ノーベル平和賞受賞者マザー・テレサを動かし、インドの極貧の人々に仕えさせたのも、実にこのことばだったのです。また、彼女は述べています。

「私たちは『イエスにしているかのように』貧しい人々に仕えてはいけません。彼らは『イエスその方』だから仕えるのです。」

私とあなたは決してマザー・テレサではありませんし、なることもできませんが、その充実した美しい生涯に倣うことに努めましょう。

「最も小さい者たちのひとりにする」とは、栄光会創立の精神ですが、これは同時にあなたの美しい人生の秘訣でもあります。

B　業務の姿勢を整える――「愛の人」を目ざす

人に関わる業務には、資格をもつことや技術・経験が豊かであると同時に、「愛の人」であることが必要です。それは、人と人とを結ぶ絆は、何といっても「愛」だからです。

課題は、どうしたら「愛の人」になれるかです。

残念ながら、人は生来、純粋に他人に尽くす愛をもっていません。また、どんなに努力し、修行しても、純粋な愛を注ぐことは不可能でしょう。

月はそれ自体では死の世界です。月は光を放つ力をもっていませんが、あのように夜空に燦然《さんぜん》と輝くことができます。それは、太陽の莫大なエネルギーと光を受けているからです。

私たちはまさに月のような存在でしょう。
自ら愛の光を放つ力を持ち合わせていません。しかし、もし太陽のような不変の温かい愛の力を受けるならば、輝くことができるのではないでしょうか。

「神がこれほどまでに
私たちを愛してくださったのなら、
私たちもまた互いに愛し合うべきです。」（新約聖書・ヨハネの手紙第一、四章一一節）
「わたし（キリスト）があなたがたを愛したように、
あなたがたも互いに愛し合うこと、
これがわたしの戒めです。」（新約聖書・ヨハネの福音書一五章一二節）

私たちが「愛の人」として仕えるためには、神の愛の光を仰ぎ、人を愛する力を日々受けることです。

C　自分自身の品性を豊かにする――「自分を愛する」を知る

聖書に「あなたの隣人をあなた自身のように愛せよ」とあります（新約聖書・マタイの福音書二二章三九節）。

「自分を愛する」とは？　自己中心的な考え方を勧めているわけではありません。「隣人を愛せよ」と命じられた、そのような愛をもって、まず自分を愛せよ、ということになります。

「自分を愛する」とは、まずは、「わたしの目には、あなたは高価で尊い」（旧約聖書・イザヤ書四三章四節）という神の語りかけに気づくことです。

あなたと私の存在は世界広しといえども、唯一無二の存在です。まさにかけがえのない貴重な存在です。

私たちは自分を過大評価したり、高慢になったりすることは慎むべきですが、同時にまた卑下しすぎたり、自分の存在意義を見失ったりしてもいけません。自分の存在意義を認識し、「存在感」溢れる生き方をしたいものです。そして、自分に与えられている存在意義や役割に気づき、それを尊重し活用することを心がけることです。

さらには、今、与えられている人間関係（家族・同僚・地域社会・知人友人など）における自分の立場に感謝して、その役割に心込めて励むことです。

そうすると、やがて自分の存在意義に気づきます。そして、委ねられた務めに励みつつ人に仕えるときに、自分がかけがえのない存在であることに、さらに感謝することになるでしょう。

自分の存在意義と役割を自分で感謝して受け入れ、そして「自分を愛する」生き方を再発見しましょう。

D　人々との豊かな絆を育む――コミュニケーションを育む

コミュニケーションは、人に関わる業務において基本的課題です。ここでは、組織人に求められるコミュニケーションについて述べます。

まず、コミュニケーションには、「自立と互助」という二つの要素があることを理解すべきです。

「自立」とは、自分の役割を理解し自分で果たすことであり、「互助」とは、同僚や他の部署のスタッフと助け・助けられる関係にあることを自覚することです。

コミュニケーションは、決して一方通行のような依存関係ではなく、自立・互助の関係がその基本です。

このバランスを充分に理解して初めて、成熟したコミュニケーションとなります。

まずは「自立」した姿勢で励むことです。自らの役割に責任をもって、あらゆる工夫・努力をして業務遂行に励むことです。自ら課題を直視し取り組んで、それを解決し乗り越えていく姿勢が必要です。その過程で自ら取り組むことを体得していくことになります。

そして同時に、自分の経験を超える事態に遭遇したら、謙虚な姿勢で上司やスタッフにアドバイスを求めることです。また、自分の能力や専門性を超える課題・状況に関しては、遠慮せずに協力を求めることです。

このように、ひとつひとつ課題を乗り越えつつ、また互いに助け合う「自立・互助」の関わりを築き上げていくことで、相互理解・連帯感、すなわち、コミュニケーションが生まれ、強力なパートナーシップが育まれていきます。

E　栄光会運営に尽くす――「ひたむきに前のものに向かって進む」（聖書・パウロのことば）

人生は二度と引き返すことのない旅である、と言われます。

私たちはそれぞれに故郷があり、そこで育ち、やがてそこを出て、あちこち巡って、そして今この栄光会に身を置いています。幼少時代に戻り、人生をやり直すことは二度とできません。

これまでの人生の遍歴を経て今の私たちがあります。もちろん、過去を尊び、そこから得る教訓を大事にすべきですが、同時に必要以上に捕らわれてもいけません。

パウロはまた、「目標を目ざして一心に走っている」（新約聖書・ピリピ人への手紙三章一四節）と語っています。

彼はそれまでの波乱に富んだ半生を踏まえ、また、これからのコースに新たな目標を見定め、懸命に走り続けていこうと励んでいます。

今、あなたは人生という旅の途上にあり、そしてこの栄光会にいます。

しかし、ここで単に働いているだけではありません。人生のかけがえのない時間を費やしていることになります。

ですから、日々の働きとその時間がだれよりもあなた自身にとって悔いのないものであることが大切です。

あなたの貴重な日々を過ごす環境となっている栄光会としては、あなたが悔いることなく・生きがいを感じつつ働いていただきたいと切望します。

人の幸せを願いお世話しつつ、それが結果的に自分の喜びと幸せとなる、そのような栄光会をめざし、一緒に励んでいきましょう。

それが結果的に栄光会運営に尽くすことになり、さらには必ずや、あなたと私のこれからの人生を悔いなく充実したものにしてくれるでしょう。

F　栄光会幹部に求められることは――「模範となりなさい」

人を指導することは決して易しいことではありません。それは、単に職位が上位というだけではスタッフを指導できないからです。

キリストにとって大事な課題のひとつが、弟子の教育「弟子育成」でした。このために、どんなに祈られ、腐心されたかが聖書に記されています。

キリストの弟子育成の大前提は、まず、ご自身で模範を示すことでした。「わたしがあなたがたにしたとおりに、あなたがたもするように、わたしはあなたがたに模範を示したのです。」（新約聖書・ヨハネの福音書一三章一五節）まさに率先垂範（「人の先頭に立って物事を行い、模範を示すこと」）でした。弟子たちはキリストの生き方を間近に見て、指導者としてのあり方を体得したのでした。

このような薫陶を受けて「キリストの弟子」とされた彼らは、今度は受けた教育に倣って、自ら率先して人々の先頭に立ったのです。

「私（パウロ）がキリストを見ならっているように、あなたがたも私を見ならってください」（新約聖書・コリント人への手紙第一、一一章一節）と、今度はパウロ自らが範を示しつつ先頭に立ち、次世代の指導・育成に当たっています。


指導することが難しいのは、指導者は絶えず自己吟味を求められているからです。

そして自分はこの職務にふさわしくないと考えることが多いからです。

さらには、指導の決め手は、基本的に指導者の背中、その姿勢、日常業務に取り組む姿、さらには生き方そのものにあるからでしょう。


おごらず、また落ち込まず、誠心誠意、任務に向き合って進み行きましょう。

必ずや、周りの歩調も整ってきます。

G　栄光会スタッフとしての誇りをもつ――「職場こそ人生道場」との意識をもつ

三十数年間　ホスピス病棟で末期がん患者さんと関わり、そして振り返ってしみじみ思います。

「ホスピス病棟は、私にとって、医師として働く単なる職場ではなかった。まさにその生きる・死ぬを目の当たりにして、自分の生死を学ぶ、実に貴重な人生道場だった」ということです。

職場における勤務帯は、一日のおよそ三分の一の時間を占めます。この時間がその人の人生そのものを左右し、幸せなものになるかを決定するといっても過言ではないでしょう。

すなわち、仕事は確かに厳しく、しばしば緊張や軋轢《あつれき》という重い要素が伴うものですが、職場は人生の大切な部分であると認識することが必要です。職場は決して一刻も早く脱出したいと願う牢獄のような場所ではなく、そこは生活の大切な、貴重な場所だと自覚する必要があります。

そして栄光会に勤務する職員の皆さんは、だれであっても、直接・間接に人と関わっています。

人に関わり、人に仕えることほど、味わい深い貴重な務めはほかにありません。

そこには、人と人・心と心の通い合いがあり、限りなく深刻な無力感や悲嘆などに覆われることがあっても、同時にまた、それを補って余りある充足感があり、この人にお仕えするためにこそ生きてきたのだとの生きがいをさえ感じることにもなります。

職場はあなたの人生を豊かに彩る、まさに人生道場。

そこで学び、鍛えられて、実りある人生が築き上げられていくことになります。

ホスピス患者さんは語る　Ⅲ

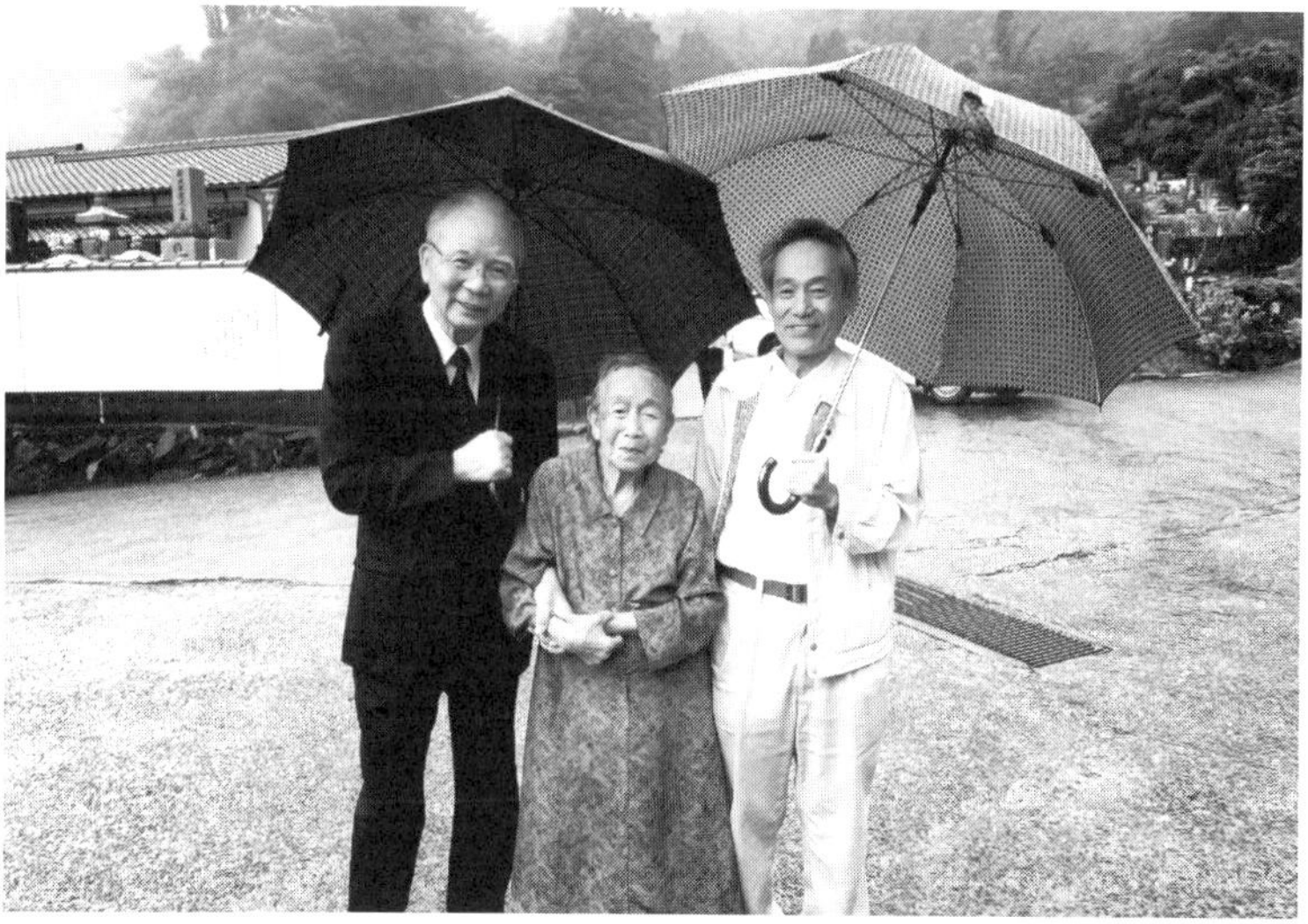

墓前記念礼拝で懐かしいご遺族と

「先生、病気になってよかった！」

こんなにも衰弱しきっている患者さんから、まさかこんな感動的なお別れのあいさつが聞けるとは期待も予測もできなかった。

K子さん（五十九歳）。ベッド臥床のまま満面に溢れる笑みをたたえて、「先生、この病気になってよかった！　病気になったから、先生に会えたし、イエスさまにも会えた！」と。思わず息をのんで彼女を見つめた。そこには屈託のない笑顔があった。

彼女の病状はきわめて厳しかった。胃がんで全摘出術・抗がん剤治療がなされたが、四年後に再発し、徐々に進行。さらに腫瘍のために腹部は大きく膨隆した。いわゆる腸閉塞状態で、水を飲むことさえできなかった。したがって衰弱もかなり進行した。

そんな状態で栄光病院ホスピスに入院となった。その彼女を診て、残された期間はおそらく二～三週間だろうと家族に説明した。

それだけにその後の彼女との関わりの展開は実に目を見張るようなものがあった。

入院三日目には気分的に随分と落ち着いてきた。その翌日には私の歌う賛美歌「忘れないで」に涙しつつも笑顔を見せるようになった。「イエスさまは死の力を打ち破って復活し、天に上げられ、今も生きておられる。この御方にお縋《すが》りしさえすれば死んでも生きる」と、心を込めて語った。そして入院六日目にあの感動的なあいさつとなったのであった。

「先生、病気になってよかった！」この病気が治る可能性は万が一にもない。死は避けられない。病気になって何か特別に貴重な経験をしたからといって、それをこれからの人生に活かせるわけではない。程なく死ぬのだ。それなのに「病気になってよかった！」と、嬉々として小躍りしている姿は印象的だった。


あらためて思ったことは、何が人をして真に満ち足らせるのか。あるいは、このような極限状態にある人をも真に慰め救い、そして真実な喜びをさえ与える方が、どこかにいるのか。

それは実に、まことの神とのいのちの関わりにある、と言える。そのいのちにあずかるためにはどんな犠牲を払うことになっても、たとい病気になり、死ぬことになっても、構わない。もう余命いくばくもないという状況に陥って初めて、そのかけがえのない「いのち」に出会った。それが、「病気になってよかった！」との笑顔のあいさつに至らせたのだ。

その数日後の結婚記念の祝いは、まさに天国へ凱旋するK子さんの戦勝祝いの感があった。その二日後にK子さんは天翔《あまが》けていった。入院期間わずか十二日であった。しかし、彼女の人生にとっては実に貴重な時となった。

栄光病院ホスピス開設以来三十数年。患者総数は約九千名。この間の経験は重くまた貴重で、とても筆舌に尽くせるものではない。ひとりの医師としてそうであるが、ひとりのクリスチャンとしては、それ以上にそうである。それは自分の死に対峙している患者さんとの関わりの中で、キリスト信仰の何であるかを体験してきたからである。

キリスト信仰は実にいのちの宗教である。それは単にいのちを語っているということではない。信仰の対象であるキリストが死んで復活し、今も生きておられ、赦しといのちとを現実的に与えることができるということである。自分の死に対峙するという危機にある人にも、今のこの時代にあっても、キリストは応えることがおできになるのである。

このような神のわざを目の当たりにするたびに、私自身、神が現実的に働かれる現場に親しく共に居させていただいている喜びと厳かさを感じずにはいられない。だから、ホスピス病棟はクリスチャンとしての私にとって、まさに信仰道場でもある。

「先生、あとどれくらい生きられる？」

ある日、ひとりの女性がホスピス外来を訪ねて来た。持参の紹介状を見ると、子宮頸がん術後再発で、左腎臓は腫れて機能しなくなっていた。すでに末期状態だった。

紹介状を読み終えて、やおら診察室の椅子に座る女性に目を移した。この病状の患者さんがここに座っているKさん・二十六歳と認識するのに、私自身の気持ちの整理が必要だった。それは、Kさんの傍らには、ご主人に抱かれているあどけない表情の娘Eちゃん（当時一歳半）がいたからでもあった。

しばらくは外来通院が続いた。やがて恐れていた症状が現れた。尿が出なくなった。腎不全となり、意識も朦朧《もうろう》となった。医学的な対策としては腎臓の出口に背中からチューブを挿入して、そこから排尿させるという方法がある。この課題さえクリアすれば、まだ充分に意義ある時間を過ごせると判断し、勧めた。ところが、彼女には延命のために徒《いたず》らなことはしたくないとの思いが強かった。断ってきた。

そこで私は、訴えるようなつぶらなひとみの娘Eちゃんに促されるように、語気を強めて彼女に語った。「Kさん、あなたはこの子の親でしょう！　娘のために頑張って、もうひと仕事しなさい！」　われに返った彼女は素直にうなずいた。やがて右脇腹の腎瘻《じんろう》チューブから尿が排出されることになった。急場はしのげた。

しかし、やがて腹腔内腫瘍はだんだんと大きくなり、ついに入院となった。

それからの関わり、感動的な会話のひとつひとつが走馬灯のように次から次へとよみがえってくる。

「先生、あとどれくらい生きられる？　前の病院ではあと六か月と言われました。これから先のことがどうなるのか不安です。」

そこには、間近に迫る避けられない自分の死にしっかりと向き合いながらも、どうしたら悔いなく人生を全うできるかという、きわめて真剣にして深刻な問いかけがあった。私も、時として戸惑いながらも率直に応じた。

「きょうの時点では正確にわからないけど、残念ながら少しずつ進行していくことは避けられない。ただ、どんなことがあっても、まずは苦痛がないように最後まで最善を尽くすので、それは心配しなくていい。安心していいよ。

Kさん、ところで僕はクリスチャン。学生の時にクリスチャンになって、今までイエスさまにお縋《すが》りしながら、医師として患者さんのお世話をしてきた。本当にクリスチャンでよかったと思う経験をしてきた。わが人生に悔いなしだ。

イエスさまはこの瞬間も生きていて助けてくださる。Kさんもお縋りしたら？　短い人生を終えることになるけど、しかし、お縋りする者にとって、死は決して人生の終着駅ではない。永遠のいのち、天国だよ。」

私の語調もいつしか熱気を帯びていたろう。話し終わるころには彼女の目には涙が溢れていた。

そして、心に霊の感動を覚えながら、私は賛美歌「忘れないで」をうたった。「先生、ありがとう」と、涙にむせびながら震える手を差し伸べてきた。心と心の触れ合いを感じるひとときとなった。

それからは前にもまして穏やかな屈託のない会話が交わせる関わりとなった。そんなある日のこと、「先生、人生は長さだけではなく、質だと思うようになりました。病気になって、つらいこともたくさんあったけど、また楽しいこともありましたから」、と何のけれんみもなく話す彼女に、私自身がはっとさせられ、思わずその表情に見入ったこともあった。

そして迎えた娘Eちゃんの二歳の誕生祝い。緊張した雰囲気のなか、いよいよ母親としてのKさんのあいさつとなった。皆の注目のうちに、Kさん、用意した誕生カードをゆっくりと読み始めた。

「Eへ　二歳の誕生日おめでとう。
ママが病気をしてから今まで、あなたにはたくさん寂しい思いをさせちゃったね。
本当にごめんなさいね。
ママはもう長生きはできません。
あなたには申し訳なく思います。
ママの顔さえ覚えていないかもしれないけど、
あなたをいつまでも見守り続けたいと思います。

ママはあなたをいつまでも愛しているのです。
母親がいないことで、つらい思いをするかもしれません。
その時は思い出してください。
見えないけど、あなたのことを愛しているママがいることを。
幸せを祈り続けます。
あなたのお母さんになれたこと、お父さんの妻になれたことを誇りに思います。　K」
（一部抜粋）

微笑をたたえつつ、一言一言確かめるように朗読し終えたKさんの表情には、何か偉業を成し終えたような満足感さえうかがえた。同席者の中にはすすり泣く人もいたが、それは悲愴感というよりは、むしろ驚嘆と感動のうごめきであった。娘の誕生祝いではあったが、そこはKさんが自分の人生を総括する感謝の宣言の場となっていた。

それからは急速に病状が進行し、ほとんど終日ベッドに伏す日々となった、徐々に意識レベルも低下しつつあったある日の夕方のこと。静かにベッドサイドに腰を据えた。気配を感じてか、私に気づいてはっとした表情を見せた彼女が話しかけてきた。

「先生、どれくらい?」入院して三度目の問いかけだった。一瞬ためらったが、もうそこには、どんな隠しごとや曖昧さも無用だった。

「そうね、あと一週間。二週間は無理と思うよ。」はっとした彼女だったが、涙しながらも大きくうなずき、ゆっくり話し始めた。

「先生、大丈夫です。死ぬのは怖くありません。この病院に来て怖くなくなったんです。イエスさまが天国に迎えてくださることがわかって、心が楽になったんです。先生、そうでしょう?」。

「そうだよ。イエスさまは両手を広げてあなたを迎えてくださる。最期の時が来たら、僕が賛美歌をうたってあげるよ。」「先生、お願いします」と。何とも表現のしようのない素敵な笑顔で私に念を押してきたのだった。

彼女は死を演じている俳優ではない。まさに二十六年余の短い自分の人生を終えようとしている、寄る辺ない弱い人間のはずだったが、しかし、そこには何とも表現しがたいほど清々しい会話があった。

そして、その数日後の夕方。

うとうとしている彼女に祈り心で声をかけた。「Kさん！」 すると、ゆっくりと目を開け、うっすらと微笑《ほほえ》みながら、「センセイ、アリガトウ！」と。思わず彼女の手を握りしめた。

しかし、もう次のことばはなかった。最後のあいさつとなった。

彼女は静かに逝った。最愛のご主人とEちゃんへの感謝の思いを抱きつつ、そして天の御国を望みながら。

ホスピス　わが人生道場

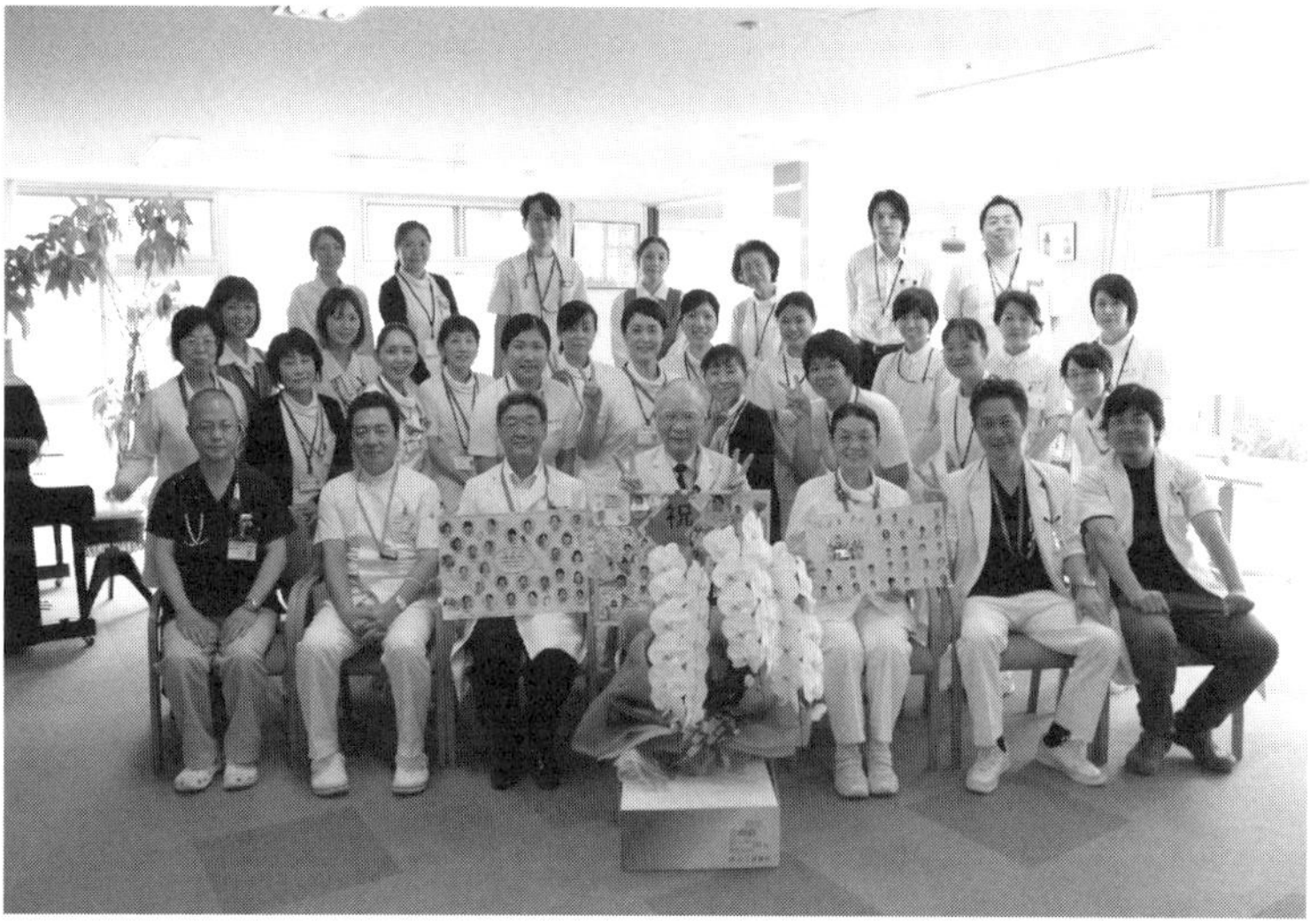

筆者、77歳喜寿の誕生祝い
〜ホスピススタッフに囲まれて〜

私は、栄光病院の「ホスピス」抜きに、自分の人生を語ることはできない。もしホスピスとの関わりがなかったら、と想像することさえできない。それほどに貴重であり、絶対的でさえある。

それは、私がなにがしかの貢献をホスピスに対して果たしてきたからということでは決してない！　ホスピスが私の目を開き、心と魂に訴え、そして「生きる」ことを教えてくれたからである。

患者さんひとりひとりが、まさに「生ける教科書・人生の先輩」として、私の先導役を果たしてくれた。ある時は震えおののきつつ魂の苦悩を垣間見させ、またある時は息も絶え絶えながら、満面に笑みをたたえて「先生、ありがとう！」と別れのあいさつを遺す……。そのような素朴で真実な姿を目の当たりにして、医師としてだけではなく、ひとりの人間、ひとりのクリスチャンとしても、本当に何にも代えがたい貴重な財産をいただいてきた。

だから、ホスピスは、単に私が医師として働く職場であるだけではなく、まさに私自身の生死のあり方を新たに問われ、そして貴重な教訓を得る「私の人生道場」ともなっているのである。

栄光病院ホスピスに至る「四つの出会い」

◆懐かしい母親との出会い〜ひたすらに愛し仕える母〜

一九三八年（昭和十三年）、鹿児島に生まれた私は、幼稚園生のころ戦災を体験した。疎開して田舎で小学生時代を過ごした。父が中風で倒れて、私は母親の貴重な手伝いとして農作業に関わることになった。

昔式の素朴な農作業。夏の日照りの強かったある日。ぬかるんだ水田に膝までつかりながら、母とふたり並んで稲田の草取りをしていた時のことだった。たんぼの水は湯のごとく熱く、また天からは火のように熱い日差しが背に照りつけ、まさに蒸し風呂のようだった。そのとき、突然、勢いよく両手で掻いた泥水が勢い余って私の右目に飛んできた。思わず、アッと息をのんで目を閉じた。両手は泥水で真っ黒。手で顔の泥水を拭き取ることはできない。私の隣で同じように腰を屈めていた母親は、事の次第を知ったろう。しかし、母の両手も泥まみれ。手で私の顔の泥を拭き取ろうにもできない。

と、次の瞬間。間髪を入れず、私は右目にぬくもりを感じた。それは優しく泥水を吸い取る母親の口だった。二度、三度と優しく温かく。やおら目を開けると、母親は何事もなかったように腰を屈めて作業を続けていた。母親の理屈抜きの素朴な偉大さに圧倒された思いは、今も患者さんに関わる折に、時として鮮明に思い起こし、愛し仕えることの何であるかを思わせるのである。

◆リウマチの姉との出会い～経済学部から医学部へ～

高校時代の私の心は、ほかの学友以上にすさんでいたと思う。林芙美子の「花の命は短くて苦しきことのみ多かりき」に、当時高二の私はやっと心の友を見いだしたかのように共鳴したのだった。苦悶し、自殺さえ真剣に考えていた悩める青年だった。

そんな私も大学受験の波に翻弄され、当時の英語単語熟語集の「豆単」をめくりつつ、必死の思いで受験勉強に取り組んでいた。そして心中は悶々としながら、志望の経済学部に合格し卒業し銀行に就職したとして、と考えてみた。一か月苦労して働いて得た給料で、その翌月食べて寝て着て、また働いて、そしてまた給料をもらって……。はて何のために働くのか？　これほど必死になって受験に取り組んで、めざしている将来の生活が期待に応えるものなのか、だんだんと不安になり、憂鬱《ゆううつ》は増すばかりだった。

そして、高校三年の晩秋。事が起こった。十歳年上の姉の関節リウマチが急性悪化した。ほぼ全身の関節痛に加えて高熱で一日中ベッドに伏し、呻《うめ》いていた。たったひとりの姉の哀れな姿を目の当たりにし、さらに思い悩むことになった。

しかし、結論を出すのに、さほど時間を要しなかった。何のために働くのかわからない、目当てのない生活よりは、姉のように悩み苦しんでいる患者さんのために少しでも役立ち喜ばれる医師になりたい！　経済学部から医学部へと一大転身の決意だった。

同じ屋根の下に長らく一緒に住んでいた姉。そしてリウマチに苦しむ姉との新たな出会い。もしこの出会いがなかったら、私の人生はどうなっていたか？　人生を織りなす神の摂理を感じざるを得ない。

◆ドイツ人宣教師との出会い～私がクリスチャンになる！～

一九五七年（昭和三十二年）、私は九州大学医学部に入学した。そして大学二年後期のことだった。ドイツ人講師によるドイツ語講義開講の掲示があった。もともと外国語が好きだった私は、早速飛びついた。

教室の一番前の机に陣取って講義を待った。そして入室して来た青年ドイツ人。開口一番、流暢な日本語での自己紹介に、教室は一瞬どよめき、次の瞬間、やんやの拍手喝采となった。期待感はいやが上にも高まるなかで、想定外のことが起こった。確かに本場のドイツ語は新鮮で強烈なインパクトがあったが、やがて授業の半分くらいは流暢な日本語で熱っぽく自分の人生を語り、聖書とキリストを語りだしたのだ。宣教師だった。クリスチャンでも何でもない私は、いつしか抑えようのない反発を感じるようになった。「国立大学でキリスト教の宣伝を始めた！」と。

本場のドイツ語に接する機会がほとんどなかった当時のこと、だからといってその講義をやめるのは惜しかった。だから、聖書の話には耳を塞ぎ、ドイツ語だけ聞こうと決意して受講を続けた。幾週間と続くうちに、私のうちに微妙な心境の変化が起こりつつあった。その宣教師は小さな民家を借り、自炊・掃除・洗濯をしながらの単身生活。しかも十二指腸潰瘍を患っており、時として吐血・下血さえ起こし、寝込むことのある不安定な生活。また、その生活は経済的に恵まれているとはとても思えない。かえって孤独と逆境に身を置いていることになる。ところが、嬉々としてキリストを語る彼の姿は実に確信に溢れていた。その確信に溢れる生き方は何に基づき、何が彼を動かしているのか？　私の心は素朴な疑問から関心へと変わりつつあった。

そして、あの日のことを今も忘れてはいない。講義が終わって教室を出る先生の後を追って話しかけた。「先生、私も先生がもっておられるものが欲しいのですが。」私にとって終生忘れることのない素朴な求道の告白であった。

それから彼の家庭集会に通うことになった。そして大学二年も終わろうとするころ、私はまさに人生開眼の時を迎えたのだった。この私を愛してくださっている神がおられる。そして私のどうしようもない罪を赦すためにキリストが身代わりとなって罰を受け、十字架で死んでくださった。そしてこのお方は復活して今も生きておられる。そしてこれからも私の人生を導いてくださる！　素朴な小さな信仰ではあったが、このキリストとの貴重な出会いが与えられたことには、どんなに感謝しても過ぎることはない。私の人生の確かな基盤となった。それからはこの宣教師の指導のもと、真剣な信仰・教会生活が始まることになった。

◆栄光病院との出会い〜ホスピス患者さんとの関わりが始まる〜

一九六七年（昭和四十二年）、福岡市東区で開拓伝道を始めた。玄界灘に浮かぶ市立診療所に週二日出張診療に出かけながらの伝道生活であった。また、会堂では小・中・高校生を集めて英語・数学を教える「学習塾」も開校した。自給自足生活での開拓伝道だった。

そしてある日、かなり古ぼけた木造二階建ての病院に案内された。それが福岡市郊外にある亀山病院だった。院長が退職したため、次の院長が決まるまでのピンチヒッター役を仰せつかったのである。しかし、その傾きかかった亀山病院を引き受ける人はなかなか見つからなかった。やむなく院長をしばらく引き受ける羽目となった。そしてやっと次の院長が決まり、これでお役ご免のはずだった。

ところが、新院長から亀山病院にぜひともとどまってほしいとの要請を受け、断りきれずにとどまることとなった。

以上のような、実に薄氷を踏むような経緯をたどって、栄光病院に落ち着くことになり、やがて思いもしなかった「ホスピス」に関わることになるのだが、そのひとつひとつの節目に確かな摂理が働いていたのだと、深く頭を垂れて神をあがめる思いである。

「一〇一番目の病院」をめざして

「一〇一番目の病院」、それは、すでに存在している一〇〇の病院がもっていない任務と特徴をもち、そこでしか果たせない役割を果たす病院を意味する。

◆それは、明確なキリスト信仰に基づき、からだと心を診る全人的医療である

言い換えると、患者さんの幸せのために役立ちたいとする医療である。全快退院する方々とともに喜び、また薬石の効なく死に臨むこととなる方々とも、ともに神を仰ぎ、感謝をささげる医療である。

このような構想のもとに、ホスピスが始められることになった。しかし、今から三十数年も前のこと、ホスピスとは何であり、ホスピスケアとは何をするのか全く知られていなかった。成書もなく、五里霧中の船出だった。試行錯誤の連続だったと言えよう。本当に冷や汗ものだ

ったが、ただ、真剣に本来の医療のあり方を問い、患者さんとご家族の幸せを心から願う一念にぶれはなく、日夜を分かたずお仕えしようと努めてきたように思う。

当初の「一〇一番目の病院」像は、この三十数年にわたって徐々に根づき、確実に結実して多方面からかなりの評価をいただいてきたことは、本当に嬉しく感謝なことである。そして臨終の場で涙しつつも、手を取り合い、神を仰いで心からの感謝をささげ、天国での再会を約した多くの患者さんたちを思い起こすとき、私の心は感謝に溢れるのである。

◆結婚式・葬儀を行う病院

「娘の結婚式までは間に合わんから、先生、ここで婚約式をやってもらえんでしょうか」と、私の回診を待ち構えて願い出た六十五歳の患者さんがあった。いのちの日数が残り少ないと自覚した彼は、ひとり娘に対する父親としての最後の務めを果たしたいと、必死の思いだった。礼拝堂での結婚式さながらの婚約式となった。式服に身を正し、車椅子で背筋を伸ばしている彼には、古武士のような風格さえ感じられた。

父親が亡くなって二か月。その婚約者たちが突然やって来た。「思い出深い、あの礼拝堂でぜひ結婚式を挙げさせてほしい。」　このようにして、当院での婚約式・結婚式が始まった。

顔面のがんで入院してきた女性があった。数回の手術の傷跡は痛々しく、病巣はさらに広がりつつあった。死を意識した彼女は賛美歌を好み、素直に聖書に耳を傾けるようになり、表情も穏やかになった。しかしながら病巣は容赦なく広がり、鼻から右眼にまで及び、その容貌は人としての尊厳が問われるほどに損なわれてきた。そのようなある日、意を決して語りかけた。「Hさん、最期まで面倒をみさせてもらいますよ。」　彼女はにっこり微笑んでうなずいた。その後、家族がやって来て、最期まで面倒をみてもらえると本人が喜んでいました、と報告があった。そこで、本人・家族を交えて葬儀の相談となった。

当然、病院で葬儀を行うという前例のないテーマに院内で議論することになったが、スムーズに結論を得た。死への宗教的援助を含む全人的医療をめざす私たちにとっては、自然な結論でもあった。このようにして当院での葬儀が始まることとなった。

ひとりの人の生涯を締めくくるにふさわしい総決算としての葬儀、信じる者にとって死は決して人生の終着駅ではないことの確証としての葬儀、家族へのかけがえのないグリーフケアの一環としての葬儀、そして患者・家族と私たちスタッフとの親密な関係の延長線上にその証しとしてある葬儀……当院における葬儀には、そのような意義があるように思う。

◆神が現実的に今も働かれる舞台としての病院

医学部二年生の時にキリストに出会ってから法人理事長職にある今日までを、クリスチャンとして振り返るときに、個人的には「感謝」のことばしかない。クリスチャンになって、いや、してもらって本当に幸せ！と感謝に溢れる。と同時に、これまでに社会のいろんな側面を見聞きしてきて、以前から気がかりになることがある。

それは、一般社会の大きな流れの中でキリスト教会の存在感の乏しさやインパクトの弱さを、いろんな機会に痛感してきたことである。教会にお構いなく、この社会は動いているように思えてならないのである。社会に対する教会のインパクトがきわめて弱いと感じるのは、私だけだろうか。

私ごときがもの申すことはきわめて僭越なことと承知のうえで、ひとりの社会人クリスチャンの立場であえて申し上げるならば、その大きな理由のひとつとして、信仰と信仰生活が極端に教会中心主義に陥ってしまっているのではないかと思っている。クリスチャンの模範像とは教会に出席することであり、教会で奉仕することであると強調され過ぎていないだろうか。その結果、家庭や職場でクリスチャンとしてどのように生活し、その生活と仕事を通してどのようにキリストを証しするかが、なおざりにされていないだろうか。

すなわち、信仰と信仰生活の分離、信仰の二元化がみられ、結果的にクリスチャンが教会に閉じこもり、社会に対してインパクトの乏しい存在になってしまっていないだろうか。

私があの古びた亀山病院で見た光景は今も鮮明である。病床に伏すほとんどの患者さんが新聞や週刊誌などを読みふけり、また無為に過ごしている姿に、私は啞然としたのだった。そんな彼らを教会に誘うことはほとんど困難であり、したがって救いに導かれることも不可能である。言い換えれば、教会に集える人々はやはり社会全体からすると、ごく一部分の限られた人々である。

この現実を直視し、思い悩んだ。私自身、その当時、教会に人を招いて福音を語る伝道方式をきわめて当然のことと考えていたからである。

そして、まさに天からの光が注いだかのように、ひらめいたのだった。そうだ、私は医師だ！　しかもクリスチャン・ドクター。患者さんのもとにまずはドクターとして出かけて行こう！　そこで誠意を込めて医師としてお仕えし、キリストからの使者・仕え人として、からだと魂の世話をさせていただくのだ、と。

姉がリウマチを患ったがために医師となることになり、ドイツ人宣教師を通じてクリスチャンに、そして献身的に仕えるべく訓練を受けた。そのために両親との激しい軋轢《あつれき》も経験した。ある時は医師としてパートで働きながら、伝道・牧会に励んだ……これまでの節目、節目の忘れがたい出来事が走馬灯のように思い浮かんできた。そして、その長い遍歴ののちにやっとたどり着いたのは、病める方々の傍らに白衣姿で聴診器を当て、また祈りつつ「キリストのしもべ」として仕える姿勢である。

ホスピスは、まさに私の信仰道場となった。キリストのしもべとして、主に仕えるように患者さん・ご家族に仕えているか。自分が説く赦し・救い・いのちは、患者さんを真に救い、喜びや希望を与えることができているか。人の経験や常識を超えて働く神の力を現実のものとして知っているか。……

そして感謝すべきことに、神は実際に働いてくださった！　寄る辺のない患者さんのうちに働き、救いを与え、その魂を感謝と喜びに溢れさせてくださった。すると、それを取り巻く家族も想定外の展開に驚きつつも、ごく自然に同じ信仰の道を歩みたいと願うようになる。

ホスピスという厳しい現場であるだけに、また神による家族への慰めは深く、そのインパクトは強い。この社会のただ中で神が現実的に働かれる舞台としての病院の役割は、非常に貴重であると思う。

末期がん患者さんは、単なる「患者」ではない

「患者」という表現は、病める人、すなわち病人のニュアンスである。だから、その病に的を定めて治療が施されれば、問題は解決する。当然、医師としての働き、医術が主役を果たすことになる。

しかしながら、「末期患者」となると、状況は一変する。ありとあらゆる治療がなされたが、万策尽きてしまった。医療上、もう手の施しようがない。痛い・きつい・苦しいなどの身体的症状は緩和してもらっても、病状は日々確実に進行していくことになる。こんな状況にある患者さんは、まさに、自分の死に向き合っている、ひとりの極限状態にある弱い人間である。ひとりの人間として人生最大の苦境にあり、最大の苦悩・苦痛に直面していることになる。すなわち、そのような状態で人生最後の日々を過ごしていることになる。

したがって、私が単に医師として患者さんに相対するならば、それは的外れの対応となる。私も医師としてと同時に、いや、それ以上に、ひとりの人間として患者さんに向き合う必要が

ある。そこに人と人、心と心という絆・関わりが生まれることになる。すなわち、ホスピスケアはきわめて温かみのある人格的な営みである。言い換えれば、医師と患者という関係を超えて、人間同士が向き合い、理解し合い、支え合う営みといえる。

しかも、末期患者さんの訴えは深刻であると同時に、多岐多様にわたる。それは、痛み、その他の身体症状および日常生活動作の支障などの「身体的苦痛」に始まり、不安、いらだち、孤独感、恐れ、うつ状態および怒りなどの「精神的苦痛」、また、仕事や経済上の問題・家庭内の問題、および夫婦や親子関係が脅かされるなど人間関係が損なわれるといった「社会的苦痛」、そして自分の死に向き合うことに由来する後悔・疎外感に始まって、罪責感や死に対する深刻な恐れなどの「スピリチュアルペイン」など、きわめて多岐にわたる。

これらの苦痛をことごとく受けとめ、理解することは、医師や看護師だけでは困難である。いろんな職種のスタッフでチームを作り、それぞれの立場で関わりつつ、患者さん・ご家族をトータルに理解することに努めることになる。そしてそれが、ホスピスのめざす「全人的理解・全人的ケア」に至るのである。

これまでの栄光病院ホスピスケアの基本になっているのは、多職種スタッフの参画である。

医師・看護師をはじめ、社会福祉士、チャプレン（カウンセラー）、理学・作業・音楽療法士、言語聴覚士、栄養士、薬剤師、歯科衛生士、そしてボランティアの方々が、孤独な極限状況の中におられる患者さんに関わり、それぞれの立場で「あなたはひとりではない」と具体的に応えていくことになる。ホスピス三病棟・七十一床に関係するスタッフ総数は、非常勤職員を含めて常勤換算で約百名になる。

このようにして、栄光ホスピスでは、それに関わるスタッフが、患者さんとご家族の心身にわたるケアの充実に心込めて励んできた。それが次第に認知・評価されて今日の姿に至ったと感謝している。

「患者さんは私の人生の先輩！」

ホスピスに関わって約一年半も経ったある日の出来事を、今でもときどき思い起こす。六十歳くらいの男性、胃がん術後再発で余命数か月と考えられる状態だった。その患者さんと向き合って話をしている、その最中に突然、「ああ、私はこの患者さんの経験してきたことを自分で経験したことがない！」と気づいたのだ。この気づきは深刻だったばかりでなく、私のホスピス人生で革命的な目覚めであった。「自分はがんになったことがない、抗がん剤治療や放射線治療を受けた経験もない、余命数か月と宣告されたこともない、自分は死につつあるのだとの経験もない。もちろん、死んだ経験はない。」

しかし、目の前のこの患者さんはこれらを自分ですでに経験してきたし、今もその渦中にある。そうだ、医療に関してはこちらがプロだが、人生の経験からは明らかに患者さんが「人生の先輩、大先輩だ！」と、遅まきながら気づいたのだった。そして三十数年にわたり数多くの患者さんに関わってきた今も、基本的に、この思いは変わらない。

いや、ますますその感を強くしている。先輩としての患者さんの立場と経験は厳として高くそびえ立っており、あるいはその深淵はあまりにも深く闇で覆われていて、とても後輩であり未経験者である私の及ぶところではないと実感している。患者さんの心情を理解しようと、傾聴・共感・受容に努めはするが、それでもその心情をのぞき、理解することは、厳密には不可能である。

かつてホスピスで働いていたスタッフが自らがんを病み、手術・化学療法後にやや悄然《しょうぜん》として自分に言い聞かせるように語ったことばを私は忘れることがない。「先生、自分ががんになってみて、初めてわかることがあまりにも多過ぎます……」と。

患者さんが先輩で、私はその後輩。ここにホスピスの基盤があると思う。そこからごく自然に患者さんを尊び、その意にかなうことが何であるかを真剣に聞くことになり、それが全うされるようにと努めることになる。また、人生の先験者である患者さん、その貴重な生きざまと死にざまに接する機会を通して、あとに続く後輩の私は、まさに先輩の背を見て、人生の大切な指針を得ることになる。

キリスト信仰は人を救えるか？

ホスピスはまさに死の現場である。会話が途絶え、表情が静止し、呼吸が静かに停止し、心臓の動きも止まる。そして徐々に温かみが失せ、冷たくなる。この「死」の現実はとても即座には受け入れられない。今にも起き上がって、いつもの笑顔がよみがえるのではないかとさえ思うこと、しばしばである。遺族となったご家族においては、特にそうである。しかし、死は動かしがたい厳然たる事実である。

そのような場に日夜関わるスタッフにとっても、「死の現実」はきわめて重い課題である。そしてこの三十数年にわたってホスピスの現場に関わってきた私にとっても重大な課題であった。

それは、私自身、クリスチャンとして「自分の信仰は大丈夫か？」と、厳しく問われ続けてきたからである。自分の死に瀕している患者さんの訴えは鋭く、率直である。それは、直面している状況が生半可なものではなく、まさに人生の瀬戸際に立ち、最大の局面に向き合っているからである。

◆「どうしてほしい？　何が欲しい？」

大腸がん術後再発で、副作用の強い治療にも万が一の可能性を期待して頑張ってきたが、万策尽きて敗軍の将のごとく悄然《しょうぜん》としての入院となった。本人は四十一歳の医師だった。

入院当初の彼はイライラして全く落ち着きがなかった。数分間もじっとしていられなかった。うつむき、みけんには深いしわを寄せ、両足は小刻みに震えていた。妻も心身ともに疲れきっていた。数日後、からだに付いていた数本のチューブを一本ずつ外すと、奥さんが彼の車椅子を押して、近くの小学校や川沿いを散歩する姿も見られるようになった。ひとり娘を交えた親子三人の生活がホスピス病棟で始まった。私も腰を据えて話し込むこともしばしばだった。

しかしながら、重苦しい雰囲気が漂い、沈黙の時間が長くなることも珍しくはなかった。

そんなある日。呼ばれて病室を訪れた。彼は車椅子に座っていた。

「どうした？」と語りかけた。ところが、彼は応じてこなかった。再度の問いかけにも沈黙のままだった。

思い余って、「Kさん、どうしてほしい？　何が欲しい？」と問うた。再び重苦しい沈黙が続いた。私は彼の足をさすりながら、答えを待った。三十秒待ち、一分も待ったろうか。沈黙の重さに耐えかねて、彼に語りかけようとしたその次の瞬間、彼はおもむろに口を開け、ひとこと――

「いのち」と。

ずっしりとのしかかるような重圧を感じた。重い重いひとことだった。彼は医師として自分の厳しい病状は百も承知だった。回復の可能性は万に一つもない。その彼が欲しいと願った「いのち」とは何か。

直感的に、それは病気が奇跡的に回復して得られる身体的ないのちではないと思った。それは、死ぬべき自分を支える何か別の「いのち」だ、と。私は自らの思いを整え、主の助けを仰ぎながら「キリストのいのち」を語った。

「イエスは言われた。『わたしは、よみがえりです。いのちです。わたしを信じる者は、死んでも生きるのです。また、生きていてわたしを信じる者は、決して死ぬことがありません。このことを信じますか。』」（新約聖書・ヨハネの福音書一一章二五～二六節）

うなずきながら聞いていた彼の目から、いつしか涙が流れ落ちた。私は彼の両手を握り、そして感動に声を詰まらせながら祈った。

その翌日、もう声が出なくなった。しかし、表情は穏やかだった。彼の手をとりながら、賛美歌をうたい、そして問いかけた。

「Kさん、イエスさまを信じた？　イエスさまが一緒にいてくれることがわかった？」彼はしっかりと私の手を握り返してきた。今でもあの汗ばんだ太い彼の手の感触は忘れられない。

「Kさん、よかった！　天国でまた会えるね。」今度は私が彼の両手をしっかりと握り返した。

入院して十七日目。彼はその短い生涯を終え、「いのち」を得て天に帰って逝った。突如として彼に襲いかかった死は、無残にも彼の人生を押しつぶし、粉砕しようとした。しかし、実に感謝すべきことに、死んで復活し今も生きておられるキリストが彼に臨んでくださったことにより、短い生涯ではあったが、「いのち」を得て全うすることができたと思う。

◆「渇き」には水を、「死」には何を？

「この水を飲む者はだれでも、また渇きます。しかし、わたし（キリスト）が与える水を飲む者はだれでも、決して渇くことがありません。わたしが与える水は、その人のうちで泉となり、永遠のいのちへの水がわき出ます。」（新約聖書・ヨハネの福音書四章一三〜一四節）

キリストが、井戸に水汲みに来た女性に語られたことばで、私がときどき思い巡らすことばである。

ここで、私がすごいと感じるのは、「わたしが与える水」とキリストが繰り返し語られたことである。決して水に関する講義を始められたわけではない。水の成分や効能について語り、さらには講義を延々と述べられたわけでもない。渇きをおぼえ、水を必要としている女性に対して、「わたしが与える」と言われたのである。飢えにはひと切れのパンが、渇きにはコップ一杯の水が絶対に必要である。それ以外に、飢えや渇きに充分に応えられるものはない。

それでは、「死」に瀕している人に対しては何が必要か。それは、「いのち」そのものではないか。いのちに関する理論や教義、またいのちに対する漠然とした願望や期待では、とてもその切迫したニーズに応えることはできない。実体のある「いのち」が必要である。それ以外に死に打ち勝つものはない。しかし、はたしてそのような「いのち」が存在するのか。

「先生、天国って本当にあるんですか？　死んだらどうなるの？　先生の神さまは私を救うことができるんですか？　先生、助けて！」

このような患者さんの必死の訴えを前に、私自身の信仰が厳しく問われてきた。一言も聞き漏らすまいと真剣に聞き入る患者さんを前にして、まさに神の助けを仰ぎながら語ることになる。それは単なる講義ではなく、まさに手術台に伏す患者にメスを振るう外科医の心境にも似て、臨床講義に臨んでいる感である。私自身の信仰や説教は、死に臨んでいる人の深刻な痛みに応えることになるのか。ホスピスの現場で、私の信仰が問われ続けてきたことになる。

◆キリスト信仰は、死の現場でも「生き生きとした希望」を与えることができるか？

ホスピスに入院して来られる患者さんは末期がんの方々である。すなわち、あらゆる治療を受けてきたが、もうこれ以上の治療はできないと言われた方々が失意のうちに入院して来られるのである。もし、死が人生の終着駅、すなわち、死ですべてが終わる、死で人生そのものが完全に消滅することになるとしたら、ホスピスの現場ほど、悲惨で絶望的な場はほかにない、ということになる。

ホスピスとは、死といのちとが激しくぶつかり、せめぎ合う所である。極論すれば、死に呑み込まれるか、あるいは死が呑み込まれて最終的にいのちが打ち勝つのか、という舞台ともいえる。

ここで、あらためて思うことは、キリスト信仰はまさにいのちの宗教である、ということである。

聖書は、赦しを与えるために十字架上で死を遂げたキリストが、葬られて後に三日目に死の力を打ち破り復活したと、正面切って宣言している。死んで葬られ復活して今も生きておられるキリストこそ、聖書とキリスト信仰の中心命題である(コリント人への手紙第一、一五章一〜五節)。実に死の現場でこそ、キリスト信仰はいのちの宗教として面目躍如たるものがあり、本物の宗教としてその真価をいかんなく発揮することになる。

ホスピスの現場で、まさに自分の死が日々迫ってくる状況にある患者さんにとって、「この死んで復活し今も生きておられるキリスト」こそ、絶対的な救い主となる。闇が濃くなるほどに、光の輝きが増してくるが、キリストこそ、まさに重苦しくなりがちなホスピスでの「輝く明けの明星」である。

「ホスピス　わが人生道場」

三十六年前に栄光病院と関わることとなり、クリスチャン・ドクターとして「こころとからだを診る医療」をめざすこととなったが、それは程なく「ホスピス」という姿で具体化した。そして、この三十数年間に私の予想や計画をはるかに超えた経過をたどって、栄光病院ホスピスが名実ともに整えられ、充実してきたように思う。

これまでを振り返り、ホスピスにおいて私が教えられ、経験できたことは、きわめて多く、またとても貴重なことであった。それは、単にホスピス医としてというにとどまらず、ひとりの人間として、ひとりのクリスチャンとしてである。それは、自分の死に向き合っている患者さんたちが、その真剣で深刻な状況のただ中で見せてくれた言動の一つ一つが、私の心と魂の琴線に触れ、私を育ててくれたと思うからである。

「私がホスピスを創《つく》ったのではありません。ホスピスが私を見いだしてくれたのです」とは、近代ホスピスの母といわれるシシリー・ソンダース氏のことばであるが、僭越ながら、私も全く同感である。当初は「ホスピスを創る」との意識がかなり強かったかと思うが、経過とともに、いや、かえって私こそ、ここで教えられ、経験させていただき、結果的に育てられつつ人生を生きてきたと実感する。

私は、今この瞬間、自分がいるべき場所におり、果たすべきことをさせていただいていると、しばしば実感し感謝しながら、今日を迎えている思いである。だから、患者さんがたひとりひとりに、「こちらこそ、ありがとう!」の思いである。したがって、これまでを顧みて、率直に「わが人生に悔いなし」である。

言い換えると、まさに、「ホスピス　わが人生道場」となる。

ホスピス病棟は、私が医師として働く単なる職場ではなかった。死といのちの厳しいせめぎ合いに関わることが許され、私がひとりの人間として与えられ、体得したことは、何ものにも代えがたい宝であり、財産である。感謝に尽くせない。

◆「コミュニケーションは双方向性である!」と知った

ホスピスに関わって数年になる、ある日の晩方のことだった。臨終間近い女性のベッドサイドに腰をおろし、その手を両手で包み、話しかけた。やがてパッチリと目を見開き、いつもの穏やかな笑顔となった。息子さんを交えて和やかな時をもち、うたい親しんだ賛美歌「忘れないで」を一緒にうたった。彼女は涙を流しつつも、小さな口を開け賛美した。そして頭をもたげるようにして、

「先生、先生は私の最後のお友だちでした！」と。

この予期せぬお別れのごあいさつに接し、当時まだ駆け出しのホスピス医であった私の心中をお察しいただけるだろうか。「最後のお友だち！」。月並みな表現ではあるが、まさに天にも上る思いだった。あー、自分はこの患者さんに関わるために今日まで生きてきたんだな、これからも勇んでお仕えしていこう！と思ったのだった。そして、やがて気づいたことは、この患者さんによって、担当医である自分自身が慰められ、癒されている！励まされている！ということだった。このような経験をその後も幾度となく繰り返してきた。

コミュニケーションとは、一般的に現場では、スタッフが患者さんを理解し援助する手段として理解されているが、ホスピスでの関わりを重ねるうちにわかってきたことは、コミュニケーションは双方向性であり、そうであって初めてコミュニケーションが成立するのだ、ということである。

これは、スタッフにとって、とても大事なことである。以前、「先生、大変でしょう。亡くなる患者さんばかりお世話をなさって！」と、よく言われていた。私の負担が重いだろうと気

遣ってのことだろうが、それに対してニコニコしながら返答してきた。「たしかに負担感はありますし、時として途方に暮れ、沈み込むこともありますが、それ以上に、患者さんとの関わりによって、こちらが慰められ、励まされてきましたよ。こちらこそ、ありがとう！　との感謝の思いですよ。」

「コミュニケーションは双方向性である」と知ったことで、私自身がどんなに癒されてきたことだろうか。その結果、ごく自然に、さらに積極的な心と心の関わりへと発展し、そして私が人格的に成長する大切な励みとなっていると思う。

ホスピスの現場から、当院の理念である「癒し癒される」が生まれてきたのである。

◆「患者と家族間のコミュニケーションで完結する」を学んだ

コミュニケーションはひとりでは成り立ちようがない。必ず相手を必要とする。一般的に、基本的なコミュニケーションの「場」として考えられるのは、「患者さんとスタッフ」、「家族とスタッフ」の場であるが、忘れてならないのが「患者さんとそのご家族」の場である。

これは、ホスピス現場で私自身が教えられ確信していることであるが、患者さんとスタッフおよびご家族とスタッフは、スタッフとしての立場からすれば当然考えられる基本的なコミュニケーションの「場」であっても、私の経験上、そこでのコミュニケーションが充実し、円滑に行われるだけでは未完成である。患者さんとご家族がしっかり向き合うことができるように、スタッフが側面からサポートする。しっかり向き合うとは、患者さんの死を前提に夫婦・親子が向き合い、「ごめんなさいね、ありがとう、愛しているよ」と会話することであり、場合によっては相続や葬儀のことなどについて一緒に話し合うことを意味する。

たしかに難しい課題ではあるが、まずスタッフが患者さん・ご家族としっかりコミュニケートする関わりをもち、それぞれを励まし勧めると、そのような会話に至ることは不可能なことではない。死別を前にして、患者さん・ご家族ともに、これまでの人生を振り返り、回想されている。そして「申し訳ない、ごめんなさい」など、後悔や罪責感にさいなまれていることもしばしばである。

これまで幾百人のご主人がたにお聞きしてきたことだろうか。「○○さん、ひとつお聞きしたいことがありますが。隣におられる奥さんを愛していますか?」 すると、どうだっただろうか。とまどいと恥じらいで顔を赤らめながらも、伏し目がちに「ハッ……ハイ、ア……アイシテイマス」と。その瞬間、その場の雰囲気が一変し、やんやの歓声に包まれることもしばしばだった。それからは患者さんとご家族間の壁が解かれ、夫婦間や親子間で予期悲嘆の思いを徐々に交わし合う時間がもてるようになっていくのである。

夫婦・親子が手を取り合い、涙を流しつつ、その関係を回復し完結する場に立ち会うことほどに、スタッフの果たす役割の重さと同時に、その一端を担うことができた達成感を感じる場はほかにない。このように、人間関係の完結へ向かう過程に立ち会ってきたスタッフとして、当然、自分自身のもつ人間関係のあり方を吟味させられ、反省させられてきた。

あらためて、患者さん・ご家族が手を取り合い涙しつつも、「ごめんね、ありがとう、愛しているよ」と素朴に向き合っておられる姿を目の当たりにして、私も人間関係の基本が何であるかを考えさせられてきた。

◆「生ける神が今も力強く働いておられる」ことを学んだ

ホスピスに関わって、私自身にしばしば問いかけられてきた最大の課題は、「おまえの信仰は、自分の死に向き合う現場で本当に耐えられるのか？」とのきわめて素朴で、また重大なものであった。「あった」と過去形の解決済みの課題ではなく、これからも、それこそ私自身の死に直面するその瞬間に至るまで継続する課題でもあると思っている。

すでに述べたように、医学部二年生・二十歳の時にクリスチャンになり、それ以来今日までの何と五十七年の長きにわたってクリスチャンとして生きてきた。学生時代に「おまえは熱しやすく、冷めやすい。今度の信仰もその例外ではない」と家族に言われても、抗弁しようがなかった私である。そして振り返ると、確かに信じてはいたが、「聖書を理解する、理解しようとする」信仰だった感じがする。

それが、ホスピスに関わって、「死」は現実的な事実であり、この死の現場で「私の信仰」が通用するのか、という課題が浮かび上がってきた。患者さんたちの訴えは深刻・真剣そのものである。

「先生、助けてください！　どうにかしてください！」、「わたし、死ぬの!?　死なないの!?　治るの!?　治らないの!?　復学できるの!?　できないの！」、「死にたくない！　死ぬのが怖い！　死ぬわけにいかない！」……

教会で語る私の説教は、このホスピスの患者さんたちの心と魂に届くのか。死から救うことができるのか……。私自身が激しく問いつめられ、追い込まれるような心境になったこともしばしばだった。そしてそのたびごとに自分の信仰を問い直すことになった。

そのような経過を経て、私の信仰はだんだんと単純化されてきた。この分厚い聖書の中心的命題は教義ではない、キリストご自身である！　しかも、神から遣わされ、十字架上で私の罪を負って死なれ、葬られ、復活し、天に挙げられ、そして今も生きて、とりなしておられるキリストである。この生けるキリストと私という個人的な関わり（信仰）をいただき、このお方にお仕えするべく務めが与えられ、幸いな人生（信仰生活）が与えられた！

患者さんたちとの関わりが契機になり、あらためてクリスチャンであることの幸いと喜びを知ることになり、患者さんのうちに働く実に力強い働きを目の当たりにしたことだった。

喜びと感謝と希望に溢れている患者さんの姿に接するたびに、聖書の神は決して聖書に閉じ込められているお方ではなく、この二十一世紀のホスピスにおいても「生ける神」として力強く働いておられることをまざまざと経験させていただいてきた。クリスチャンである私にとっては、何にも代えがたい財産であり、どんなに感謝しても尽くせない思いである。

ホスピスで患者さんに関わり、お世話していると思っていた時期もあったが、実は私自身がクリスチャンとして、またひとりの人間として育てられてきた。

まさに、ホスピスは私の人生道場であったし、これからもそうである。

あとがき

文中に紹介したように、「私がホスピスを創《つく》ったのではありません。ホスピスが私を見いだしてくれたのです」とは、近代ホスピスの母と呼ばれるシシリー・ソンダース氏の遺したことばである。この三十数年間の、私のホスピス人生を振り返るときに、畏れ多いことながら、私自身も「ホスピスが私を見いだしてくれたのです」との思いになる。

「ホスピスが私を見いだしてくれた」とは、ホスピスが私の人生を豊かに色づけして意義あるものにしてくれたということである。ホスピスに関わることができて、私自身が幸せを実感することになった。それは、人生で最も厳しく、寄る辺ない状況にある患者さんたちとの関わりは、当初の予想や期待を遥かに超えるものだったからだ。

だから、新しい発見や体験を重ねることになり、私はいつしか自分が本来おるべき場所に今おらせていただいており、なすべきことをさせていただいていると感じるようになった。すなわち、自分の本来の居場所を見いだすことができた思いである。感謝以外にない。

ここに本書を上梓するに至ったのは、以上のような私の感謝の思いを今一度取りまとめたいと考えたからである。私の意を汲み取っていただき、ご高評を仰ぎたいと願う。

申し上げるまでもなく、本書は栄光病院ホスピスで日夜苦楽を共にしているスタッフひとりひとりとの汗と涙の協働所産である。私にとっては、頼もしい同労者であり、かけがえのない友である。心から感謝いたしたい。

私事ながら、栄光会では現在、長男・順一がホスピス長、二男・主一は介護事業部本部長、三男・道一は病棟看護師長として、そして二女・みふみは私の秘書およびＮＰＯ法人栄光ホスピスセンター事務局担当として、それぞれに私の強力な助っ人となってくれている。長女・かおりは現在もメルボルン・モナシュ大学看護学科講師として奉職している。四男・恵一は医療職ではないが、志をもって自らの道に励んでいる。そして最後に、私の働きの陰にあって日夜祈りつつ支えてくれている妻・君子に心からの感謝をささげたい。家族が心と力を合わせて働いている。これもまた大きな喜びであり、感謝である。

最後に、本書が神のご栄光のために祝用されることをひたすらに祈り、そして今厳しい状況にある患者さんとご家族の真の癒しのために、そしてまた、全国で労を共にしているホスピススタッフの癒しと励ましのために少しでも用いられるならばと願いつつ。

二〇一七年二月

社会医療法人　栄光会
栄光病院　ホスピス病棟
下稲葉　康之

ホスピス　わが人生道場

2017年2月1日　発行

著　者　下稲葉康之
印刷製本　モリモト印刷株式会社
発　行　いのちのことば社
〒164-0001 東京都中野区中野2-1-5
電話 03-5341-6922（編集）
03-5341-6920（営業）
FAX03-5341-6921
e-mail:support@wlpm.or.jp
http://www.wlpm.or.jp/

乱丁落丁はお取り替えします
ISBN978-4-264-03615-9